요가 교과서〈골반편〉

UNDERSTANDING THE PELVIS

요가 교과서

〈골반편〉

여 동 구 외 옮김

UNDERSTANDING THE PELVIS

A Functional Approach to Yoga

Eric Franklin
Alison Wesley

영 문 출 판 사

■ **옮긴이** (가나다 순)

여동구 히말라야 빈야사 창시자
타우플로우 요가 창시자
마하하타 요가 창시자
《 인스타그램 yeo_dong_gu 》

이정은 리커버링 요가 마스터
슬림한 요가 창시자
「마하하타 요가」 저자
《 인스타그램 jeongeun_yoga 》

장성연 현)타우 요가 노은점 원장
현)타우 요가 소담점 원장
《 인스타그램 sono_yoga 》

홍희연 한의사 / 요가 강사
국제 요가 지도자 과정 수료
동의신경정신과학회지「외상후 스트레스 장애에 대한 해외임상연구동향」저자
현) 러브허브 대표
《 인스타그램 loveherb_km 》

황아영 「타우플로우 요가」 저자
「히말라야 빈야사」 저자
「골반다이어트 요가」 저자
《 인스타그램 ahyoung_hwang 》

UNDERSTANDING THE PELVIS A Functional Approach to Yoga
by **Eric Franklin & Alison Wesley**

요가 교과서〈골반편〉

2020년 5월 06일 초판인쇄
2020년 5월 12일 초판발행

지은이 : Eric Franklin & Alison Wesley
옮긴이 : 여 동 구 외
발행인 : 박 병 조
발행처 : 도서출판 영문출판사
등 록 : 1987년 12월 21일 제2-419호
주 소 : 서울시 강남구 삼성동 69-1
전 화 : (02) 514-5590, 776-5590
팩 스 : (02) 756-8943
홈페이지 : www.ymsbook.net
E-mail : yeongmunsa@empal.com
정 가 : 13,000 원
ISBN 978-89-7224-480-6 93510

※ 파본은 교환해 드립니다.

목차 Contents

자세 찾기 Pose Finder VII

서론 Introduction XI

골반 해부학 및 기능 PELVIC ANATOMY AND FUNCTION 1

천골 The Sacrum 7

반쪽 골반 The Pelvic Halves 13

고관절 The Hip Joint 18

뼈 리듬 Bone Rhythms 23

척추 The Spine 25

자세 THE POSES 31

결론 Conclusion 91

참고문헌 References 92

저자 소개 About the Authors 93

자세 찾기 Pose Finder

산스크리트 이름

자 세	페이지
아도 무카 스바나사나 Adho Mukha Svanasana	63
안자네야사나 Anjaneyasana	79
아쉬와 산찰라아사나 Ashwa Sanchalasana	50
발라사나 Balasana	52
부장가사나 Bhujangasana	60
다누라사나와 살라바사나 Dhanurasana and Salabhasana	58
에카 파다 아도 무카 스바나사나와 파리브리타 에카 파다 아도 무카 스바나사나 Eka Pada Adho Mukha Svanasana and Parivrtta Eka Pada Adho Mukha Svanasana	48
에카 파다 라자카포타사나 Eka Pada Tadasana	75
자누 시르샤사나 Janu Sirsasana	81
말라사나 Malasana	54
마르자리야사나와 비틸라사나 Marjaryasana and Bitilasana	83
마첸드라사나 Matseyendrasana	89
나타라자사나 Natarajasana	43
나바사나 Navasana	41
파리브르타 트리코나사나 Parivrtta Trikonasana	87
파르스바 우르드바 하스타사나 Parsva Urdhva Hastasana	85
프라사리타 파도타나사나 Prasarita Padottanasana	73
세투 반다사나 Setu Bandhasana	56
타다사나 Tadasana	32
트리코나사나 Trikonasana	38
우스트라사나 Ustrasana	66
웃카타사나 Utkatasana	34
비라바드라사나 Ⅰ Virabhadrasana I	68
비라바드라사나 Ⅱ Virabhadrasana II	71
비라바드라사나 Ⅲ Virabhadrasana III	77
브르크사사나 Vrksasana	45

한글 이름

자세	페이지
고양이 자세와 소 자세 Cat and Cow Pose	83
교각 자세 Bridge Pose	56
기마 자세 Equestrian Pose	50
나무 자세 Tree Pose	45
낙타 자세 Camel Pose	66
다리를 넓게 벌리고 앞으로 숙인 자세 Standing Wide-Legged Forward Bend	73
머리를 무릎에 닿는 자세 Head-to-Knee Pose	81
머리를 숙인 강아지 자세 Downward-Facing Dog Pose	63
물고기신 자세 Lord of the Fishes Pose	89
보트 자세 Boat Pose	41
산 자세 Mountain Pose	32
삼각 자세 Triangle Pose	38
선 자세에서 측굴하기 Standing Side Bend	85
세발로 서서 머리 숙인 강아지 자세와 세발로 서서 몸통을 비튼 강아지 자세 Three-Legged Downward-Facing Dog Pose and Twisted Three-Legged Dog Pose	48
아기 자세 Child's Pose	52
의자 자세 Chair Pose	34
전사 자세 Ⅰ Warrior One Pose	68
전사 자세 Ⅱ Warrior Two Pose	71
전사 자세 Ⅲ Warrior Three Pose	77
초승달 런지 Crescent Lunge	79
춤신 자세 Lord of the Dance Pose	43
코브라 자세 Cobra Pose	60
한쪽 발을 들어올리고 선 자세 Standing Balance With One Leg Lifted	75
화환 자세 Garland Pose	54
활 자세와 메뚜기 자세 Bow Pose and Locust Pose	58
회전삼각 자세 Revolved Triangle Pose	87

서론 Introduction

요가 수련을 할 때 강사는 동작 지시를 하고, 수련자는 또렷이 집중해야 한다. 우리의 의도, 형상화와 동작 지시는 수련을 향상시키고 그 자세에서 최대한의 효과를 볼 수 있도록 해야 한다. 그러나 때로는 동작 지시와 정신 집중이 수련의 효과를 오히려 반감시킬 수 있다.

이 책은 이것이 어떻게 일어나고, 또 그것에 대해 무엇을 할 수 있는가에 초점을 맞추고 있다. 우리는 골반의 움직임에 특별한 관심을 갖고 있다. 이 책의 첫 부분에서 우리는 근거중심의 과학적 측면에서 생체역학과 골반의 뼈들이 어떻게 움직이는지를 배울 것이다. 두 번째 부분에서, 생체역학적 지식을 다양한 아사나에 적용한다. 이 책에서 제안하는 몇 가지는 아사나 자세를 수행하는데 일반적으로 제시되는 해부학적 동작 지시들을 반박하고 있다. 이것은 옳고 그름에 대한 것이 아니고, 요가 수련에서 오는 손상을 예방하면서 안전하고 건강한 요가를 만들어 가는 것에 대한 내용이다. 해부학적 기반을 가진 많은 동작 지시는 실제로 일반 사람들에게 흔하게 적용되는 개인의 의견이다.

우리의 목표는 움직임(특히, 요가)을 실제로 수행하는 사람들을 가르치는 것이고, 또 기능에 기반을 둔 동작 지시를 사용함으로써 준비를 하게끔 하는 것이다. 우리는 등척성으로 수축하거나, 어떤 것을 밀고 당기거나 또는 말아넣거나 들어 올릴 필요가 없다. 사실, 이들 동작의 대부분은 움직임의 장애물인 긴장을 초래한다. 몇몇 동작 지시는 우리가 해당 동작을 (어려워서) 못한다고 느끼도록 만드는데, 그 이유는 우리가 동작 지시가 요구하는 것을 이해하지 못하거나 달성할 수 없기 때문이다. 몇몇 동작 지시는 요가 강사로부터도 설명되지 않는 그야말로 미스터리로 남는다. 우리는 놀라운 능력으로 자세를 수행하는 수련자들을 보고, 또 수행을 달성할 만큼 충분한 능력을 가지지 못했음을 우리 스스로 느낀다. 우리가 깨닫지 못할 수 있는 것은 우리의 동료 수련자가 과도한 유연성을 갖고 있다는 것이다. 이것은 그들의 몸이 우리와는 다른 종류의 콜라겐 조성을 갖고 있다는 의미이며, 이러한 사람들은(수련자를 포함) 건강을 유지하기 위해 가능한 덜 스트레칭을 해야 한다.

일반적으로 해부학적 동작 지시는 부상을 방지하기 위한 의도만을 가지고 있다고 생각한다. 강사들은 그들의 학생에게 허리를 보호하기 위해 배꼽을 들어 올리라고 말할 때, 그들은 우리의 몸이 보호되어야 한다는 생각을 학생(수련자)들에게 주입하고 있다. 그 말을 듣는 순간 수련자는 미묘한 두려움과 위험을 느끼게 된다. 하지만 이와 같은 동작 지시는 코어근육의 기능에 대한 잘못된 이해를 바탕으로 하기 때문에 허리에 아무런 도움을 주지 못한다.

모든 요가 수트라에서는 아사나를 언급하는 3가지가 있다: 2장, 수트라 46-48. "자세는 안정성과 쉬움을 구체화해야 한다. 이것은 모든 노력이 이완하고 융합이 일어날 때 발생한다. 그리되면, 이것은 보상 작용에 의해 더 이상 방해를 받지 않을 것이다(Cope, 2006, p.287)."

아마도 초기 요가 수련자들은 그들의 몸에 맞추어 양쪽 허벅지로 블록을 감싸거나 그들의 족궁을 들어 올릴 필요가 없었을 것이다. 그들이 수행했던 모든 것은 3가지 수트라였다. 이것은 수련자들이 주관적인 경험을 갖게 하는 아름다운 형상화이다. 동작 지시와 상상에 대해 자세히 이야기해 보자.

동작 지시 기술 The Art of Cueing

이 책에서 많은 종류의 해부학적 동작 지시와 상상을 소개할 것이다. 동작 지시는 대상자 또는 학생들의 자세와 움직임의 향상을 위해 정보를 제공하는 것이다. 요가 강사는 어떻게 하면 동작 지시가 가장 효과적인지를 이해함으로써 학생들의 수행에 대해 많은 차이점을 만들 수 있다. 많은 요가 강사들은 해부학적 효율성이나 개별 학생의 특성에 대한 충분한 분석없이 그저 통상적인 동작 지시법을 사용한다.

대부분의 요가 강사들은 동작 지시는 처방적인 측면(학생들에게 움직임을 어떻게 집중하고 수정할 수 있는지를 알려주는)에서 이해하고 있다. 처방적인 동작 지시의 목적은 질, 협응, 속도 및 움직임과 관련된 많은 요소들을 바꿀 수 있는 부가적인 정보를 제공하는 것이다. 처방적인 동작 지시를 통해 요가 강사들은 과제-연관성 인지(운동 수행과 관련된 정보)를 제공한다.

처방적인 동작 지시의 예:

- "고관절에 초점을 맞추세요"(학생들의 초점을 지도하는)
- "꼬리를 뻗으세요"(특정 신체 지점으로부터 움직임을 시작하는)
- "어깨를 이완하세요"(신체 영역의 긴장 수준을 바꾸는)
- "골반을 오른쪽으로 약간 더 돌리세요"(신체 정렬의 변화를 제시하는)
- "팔을 부드럽고 빠르게 들어올리세요"(속도 역학)
- "풍선처럼 머리가 하늘로 올라간다고 생각하세요"(은유적)

은유적 상상은 요가에서 흔하게 사용된다. 대부분의 경우, 은유는 여러분의 몸으로 전달하는 감각 기억이고, 이것은 움직임의 긍정적 변화에 영향을 주는 목적을 가지고 있다.

만약 여러분이 어깨를 녹인다면(아이스크림처럼), 여러분은 녹임에 대한 감각기억을 이용하고 있는 것이다.

해부학적 동작 지시는 요가에서 많은 인기를 얻고 있다. 해부학적 동작 지시는 몸이 기능적으로 구조화되어 있음에 집중하는 것이다. 올바른 해부학적 지시를 위해서는 구조물의 위치와 이름을 아는 것만으로는 부족하다. 강사는 구조물의 기능을 이해해야 한다.

코어 근육이 각 분절마다 척추의 안정화에 어떻게 작용하는지 이해하지 못한다면 정확한 동작 지시가 불가능하다. 만약 여러분이 "코어를 활성화시키세요"라고 단순히 지시했다면, 대상자는 지시에 다양한 반응을 보일 것이다; 만약 속근육이 기능저하 되어 있다면, 외복사근의 과활성화를 유도해서 겉근육에 해당하는 외복사근의 긴장을 유발시킨다. 이 책은, 우리는 고관절과 골반의 동작 지시에 초점을 맞추고 있다. 동시에, 동작 지시의 기능에 대해 배울 것이 많다.

상상 Mental Imagery

상상은 모든 종류의 요가와 동작 지시의 중요한 부분이다. 상상은 마음에 일어나는 인지적이고 이미지를 창조하는 자가발생적 과정이면서 은유이다. 이러한 상상은 움직이는 동안에 일어날 수 있고, 또는 사바사나(송장 자세)에서처럼 실제 움직임이 없을 때도 일어날 수 있다.

상상은 움직임의 감각과 느낌 또는 움직임에 대한 생각으로 전개된다. "상상"을 사용하는 하나의 이유는 동작을 상상하는 것이 실제로 동작을 수행하는 것만큼이나 구조적이거나 기능적인 차원에서 영향력이 있기 때문이다. 상상은 동일한 움직임의 실제 수행 동안 활성된 것과 중첩되는 뇌의 활성화를 초래한다. 상상은 실제 움직임이 하는 것만큼 뇌에 대한 비슷한 훈련효과를 가진다.

상상은 광범위한 이점과 장점을 가진다. 상상은 자율신경계에 영향을 주어, 호흡, 혈압 및 심박동에 긍정적인 영향을 줄 수 있다. 상상은 관심, 집중, 동기부여 및 자존감 등을 향상시키며, 근육의 동원과 근육 활성화에도 영향을 주고, 또 원치 않는 길항근의 활성화를 감소시킨다.

요가의 스타일이 무엇이든 간에, 추구하고, 내면을 관조하고, 발견하는 요소들이 존재한다. 고대 요가 수련자들은 에너지의 중심인 차크라를 찾기 위해 명상하고 내면을 관조하는 많은 도구와 수련을 통해 이것을 수행해 왔다. 내면의 특정한 중심에 집중한 많은 요가 수행자들이 비슷한 이미지를 경험하게 되고 차크라를 발견하게 되었다. 그들이 공유한 경험은 오늘날까지 우리가 차크라를 이해하는 방법이 되었다. 사실, 이것이 여러분의 수련에 따라 차크라에 다양한 차이점이 있는 이유이다.

그러나 만약 여러분이 어떠한 구체적인 정보도 가지고 있지 않았다면, 배꼽과 허리 사이의 중간지점에 정신을 집중할 때 무엇을 발견할 수 있게 될까? 자기장의 중심처럼, 다른 지점보다 더 강한 느낌을 가진 어느 지점을 발견할 수 있는가? 그 지점에 계속 집중할 때 어떤 이미지, 단어 및 색깔 등이 나타날 수 있을까? 매일 몇 분간 만이라도 적접 명상하고 자신의 경험을 기록해 본다면 얼마나 흥미진진할까? 여러분이 찾고 있는 것을 확인해 보자. 어떤 이미지가 지속적으로 나타나는지를 확인해 보자.

이것은 강사가 10개의 꽃잎을 가진 연꽃을 상상하도록 하고, 노란색을 상상하도록 하고, 또 불과 힘의 성질을 느끼도록 여러분께 말해주는 방법과는 매우 다른 접근법이다. 이들 모두는 매우 훌륭한 수련이자 과정이지만, 지도 없이 직접 탐구해 보는 것은 또다른 차원의 수련이다.

요가의 다른 것처럼 강사가 차크라를 통해 이것이 유일한 방법임을 믿도록 말해준다면, 여러분은 불행히도 진정한 탐구가 아니라, 주어진 무엇가를 찾기 위해서만 시간을 보내게 될 것이다. 여러분이 이것을 찾을 수 없거나 정보에 의해 혼동이 생기면, 어떠한 것도 경험하지 못한 채 스스로를 의심하며 자신이 뭔가 잘못되었다거나, 어떠한 경험을 하기에 아직 깨달음이 부족하다고 생각하게 된다. 차크라의 경험은 깨달음을 얻은 사람에게 제한될 수 없다. 우리 모두는 에너지 중심을 경험할 수 있는 역량을 가지고 있다.

이제 요가에서 해부학적 기능에 대해 탐구해 보자. 그리고 상상(떠올리기)을 이용하여 우리의 몸에 적용해 보자.

역자 서문

현대 요가는 해부학적 관점을 기준으로 설명되고 있는 추세이다. 이 책도 이러한 추세를 따르고 있으며 특히, 이 책의 장점은 생체역학적인 측면에서 요가 아사나를 바라보고 있다는 것이다. 요가 강사들이 학생들이나 수련자들을 교육할 때 동작 지시를 많이 사용하고 있지만, 이러한 동작 지시로 인해 요가 수련이 잘못될 수도 있고, 오히려 손상을 유발할 수도 있음을 이 책에서 강조하고 있다.

이 책의 구성은 크게 2 부분으로 나누어져 있다: 해부학적 측면과 요가 수련 측면.

이 책은 26개의 아사나를 골반 중심으로 설명하고 있고, 동작 지시에 의해 잘못될 수 있는 사례를 잘 설명하고 있다.

독자들은 이 책이 강조하는 골반의 움직임과 코어의 기능을 통해 보다 안전하고 효율적으로 요가를 수련할 수 있을 것이다. 이 책을 요가 강사들에게 추천하고 싶다.
강사들이 수련을 지도할 때 발생할 수 있는 문제점을 잘 설명하고 있기 때문이다.

요가를 지도하거나 배우는 학생들이 할 수 있는 수 많은 실수와 오류가 있을 것이다.
특히 골반은 우리 몸을 받쳐주는 중요한 부위라 많은 공부가 필요하다.
이 책을 통해 실수를 줄일 수 있는 방법을 찾기를 바라며 몸에 대해 좀 더 많은 관심을 가지고 공부하길 바란다.

앞으로 좀 더 시간을 내어서 더 좋은 수업으로 많은 분들에게 다가갈 수 있게 하겠다.

그리고 이 책이 나올 수 있게 저와 함께 도움을 주신 요가 강사 이정은 선생님,
장성연 선생님, 한의사 홍희연 선생님, 요가 강사 황아영 선생님께 감사의 인사를 드립니다.

끝으로 이 책이 번역되는데 도움을 주신 영문사 박병조 대표님과 직원들에게도 감사의 말을 전하고 싶다.

역자 대표
요가 마스터 여동구

골반 해부학 및 기능

PELVIC ANATOMY AND FUNCTION

대야(basin)를 의미하는 라틴어에서 파생된 골반은 하지와 척추 사이에 위치해 있다. 골반은 골반 장기들을 지지해 주고 근막과 근육의 부착점 역할을 한다. 또한 골반은 우리 몸에서 가장 긴 축인 두 다리와 척추 사이에 위치하고 있기 때문에 큰 힘을 안전하게 감당할 수 있어야 한다.

골반은 좌 · 우 골반으로 나누어져 있고, 각각 3개의 뼈로 구성되어 있다: 장골(ilium), 치골(pubis) 및 좌골(ischium). 좌골은 독일어 "Sitzbeine"에서 파생되어 좌골(sitz bones)이라고도 하는데, 이것은 앉는 뼈를 의미한다(**그림 1**). 이 책은 은유적-실용적인 의미로 독일 용어를 채택했다.

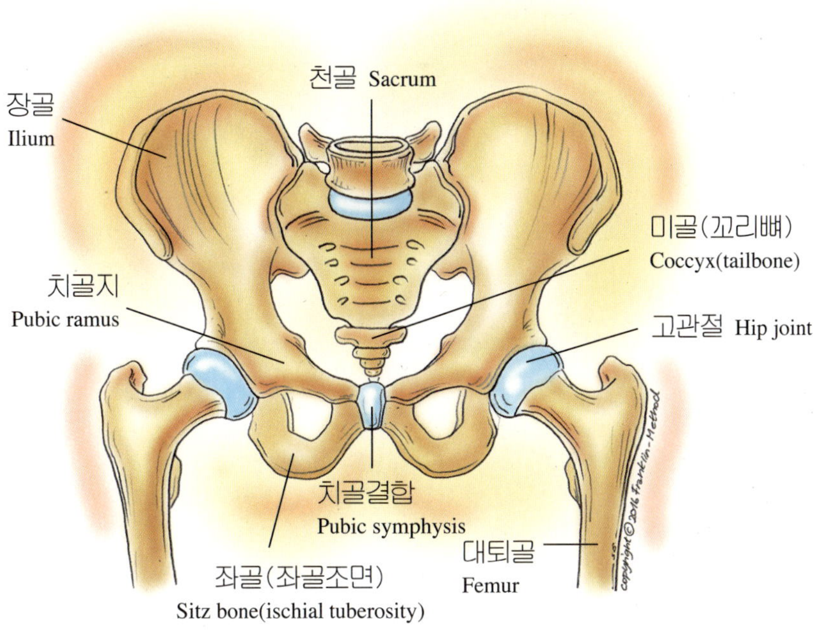

그림 1. 앞에서 본 골반.

골반 테두리(pelvic ring)를 느끼고 보기 위해서는, 기준점을 아는 것이 중요하다(촉진). 이러한 기준점들에는 전상장골극(ASIS), 장골릉(iliac crest), 후상장골극(PSIS), 일부 천골(sacrum)의 극돌기(spinous process), 좌골, 미골(coccyx 또는 tailbone), 치골지(pubic rami), 치골결합(pubic symphysis)이 있다(**그림 2**).

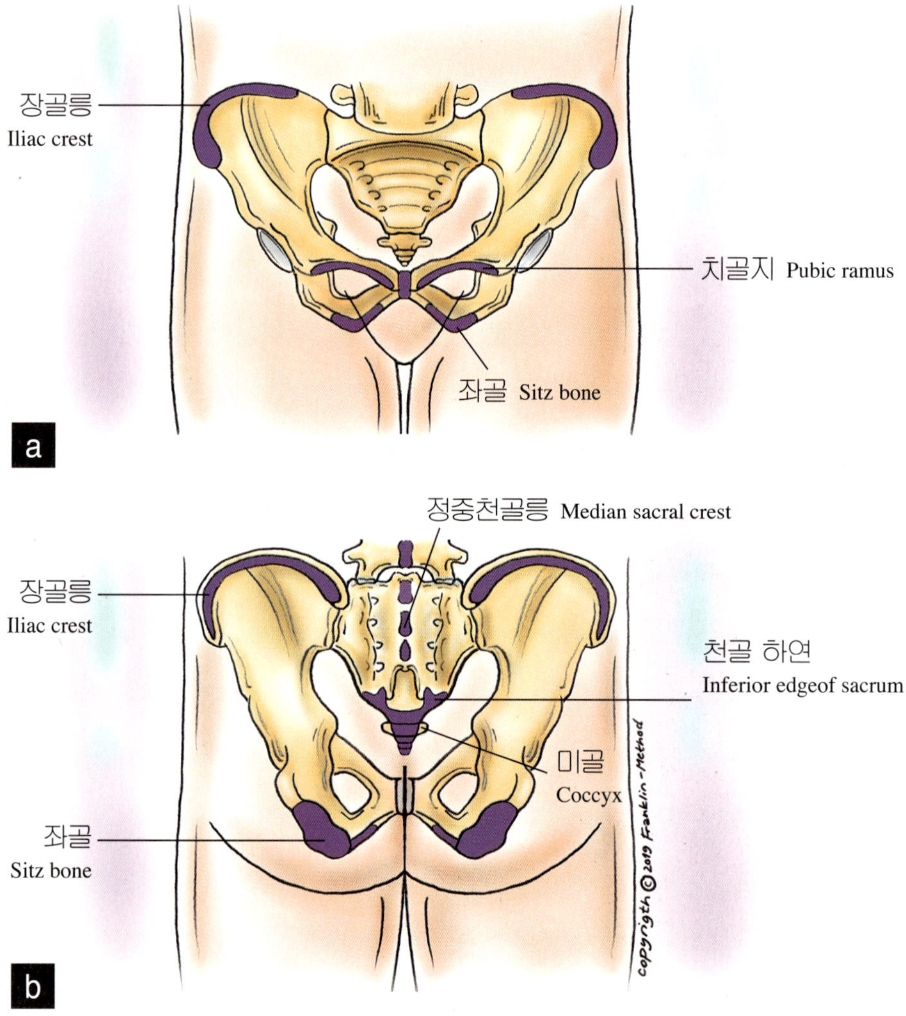

그림 2. 촉진가능한 골반의 기준점: (a) 앞면과 (b) 뒷면.

실습 PRACTICE

손끝으로 전상장골극(ASIS), 후상장골극(PSIS), 천골후면(back of the sacrum), 좌골결절(sitz bones), 미골(tailbone), 치골지(pubic ramus), 치골결합(pubic symphysis)까지 모든 골반 뼈 기준점들을 찾아보자. 좌골결절을 좀 더 쉽게 찾으려면 똑바로 선 채로 엉덩이를 앞으로 쭉 내밀면 골반이 다리 쪽으로 회전하게 되어 좌골결절이 더 잘 드러나게 된다(**그림 3**).

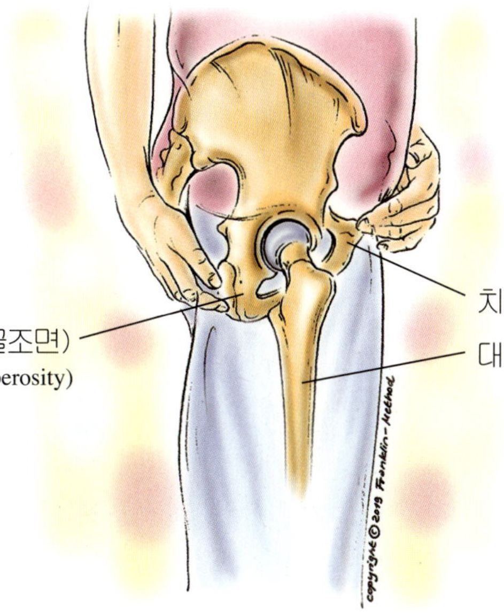

그림 3. 좌골과 치골의 촉진.

뒤에서 보면, 골반은 로마의 개선문처럼 보인다. 천골이 개선문의 곡선 중앙부 꼭대기에 위치한 이맛돌이라면 두 대퇴골이 양 끝단의 기둥이 되어 천골을 위로 밀어 올려 지탱한다. 골반을 측면에서 보면, 골반은 도넛 위에 팬이 붙어 있는 형태(**그림 4**)처럼 또는 숫자 8자(**그림 5**)처럼 보인다. 장골, 치골과 좌골은 비구(acetabulum)에서 만난다(라틴어로 작은 식초 종지를 뜻함). 이 3개 뼈들은 태어날 때 서로 연결되어 있지 않았다가 16살이 지난 후에 완전히 융합된다.

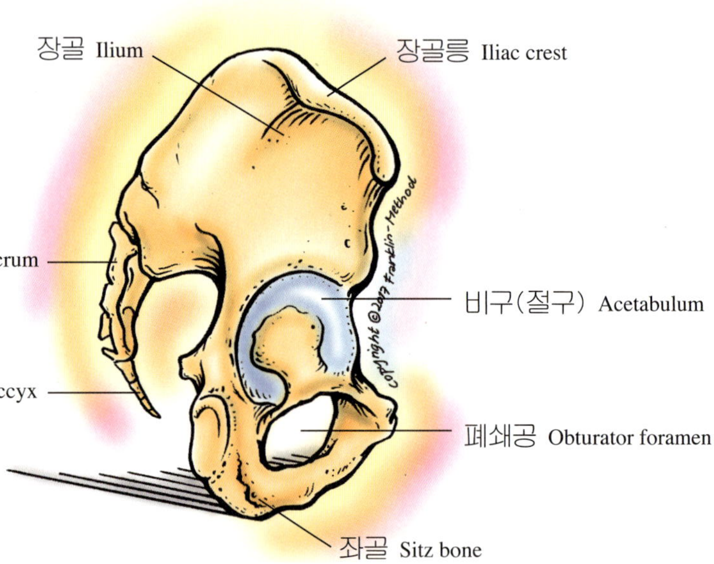

그림 4. 측면에서 본 골반.

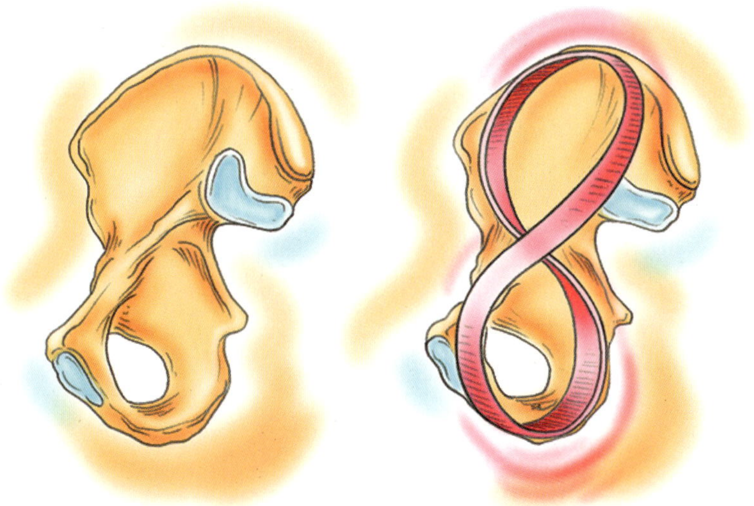

그림 5. 8자 형태의 골반.

골반을 위나 아래에서 보면, 좌골조면과 장골이 서로 다른 면에 위치하고 있음을 알게 될 것이다 (**그림 6**).

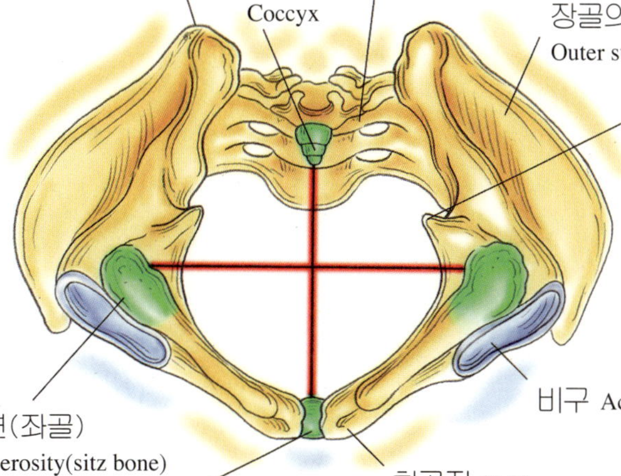

그림 6. 아래쪽에서 본 골반.

양쪽 장골의 뒤쪽 부분들은 조금 벌어져 있고, 앞쪽 부분들은 많이 벌어져 있다. 각 장골은 가쪽으로 기울어져 있다. 양쪽 좌골의 간격은 뒤쪽에서 넓고, 앞쪽에서 좁은 편이며, 각 좌골은 안쪽으로 기울어져 있다(**그림 7**).

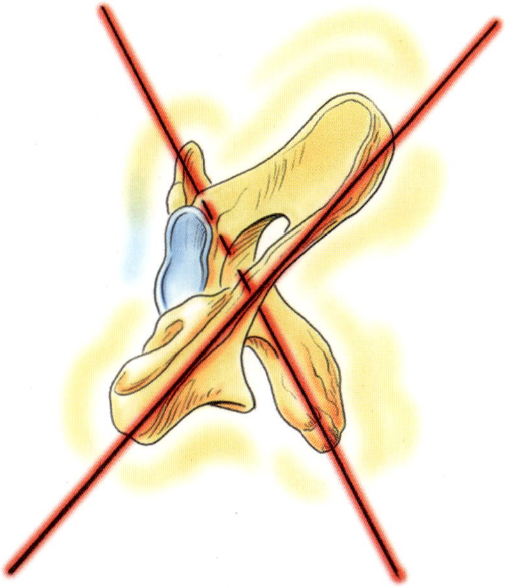

그림 7. 좌골과 장골의 방향.

실습 PRACTICE

무명골(innominate bone)의 안쪽 면 위에 손을 놓고 위쪽에서 아래쪽으로 쓸어내리면, 안쪽 방향으로 회전하는 나선형 움직임이 나타난다(**그림 8**).

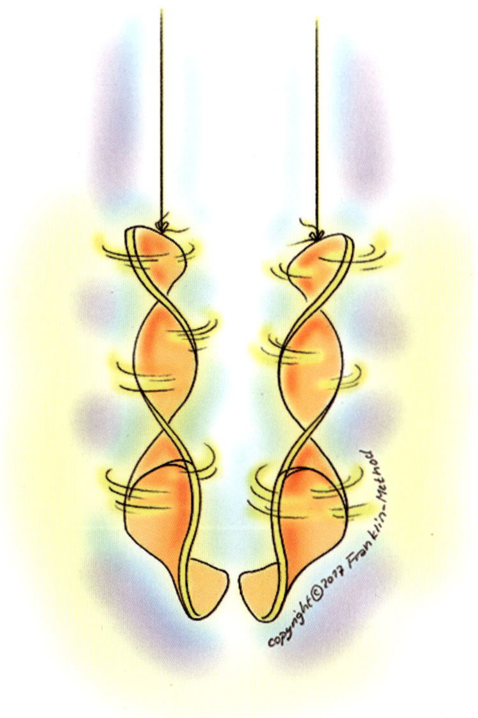

그림 8. 무명골은 굴곡이 많은 풍경(wind chime)의 모습을 닮았다.

좌 · 우 각 골반이 8자 모양이기 때문에, 이들이 결합되면 프로펠러 모양이거나 나선형인 8 모양이 된다. 우리는 골반의 형태를 통해 좌 · 우 골반의 3차원 움직임을 이해할 수 있다. 여기에 대해서는 나중에 설명할 것이다.

한쪽 골반을 위에서 보면, 여러 차원으로 된 아치 모양임을 알 수 있다. 예를 들어, 여러분은 장골과 치골지의 안쪽 만곡을 보게 될 것이다. 관상면상에서 보면, 천골은 좌 · 우 골반 사이에 끼워져 있는 쐐기돌이지만, 수평면–시상면에서 보면, 고관절은 양쪽 아치의 쐐기돌이다.

힘을 전달하는 골소주, 또는 뼈 내부 구조물은 골반을 통해 전달되는 체중의 경로를 보여준다: 체중은 천골에서부터 치골지와 좌골로 가고, 그 다음 비구인 고관절의 지붕 부분과 중앙 부분으로 향한다. 이것은 실제로 앉은 자세나 선 자세를 취할 때 일어난다. 단, 앉은 자세에서 체중이 비구가 아닌, 좌골로 전달될 때는 예외이다.

그러나 앉은 자세에서는 골반이 뒤로 회전되는 경향이 있다. 이러한 잘못된 자세는 등을 굽게 만들고, 요추와 요추 뒤쪽 궁에 과도한 하중을 가한다. 체중을 치골지에 실을 수 있다면 요추 앞쪽 궁을 활성화시킬 수 있다. 비구의 외회전을 억제하면 천골 방향으로 힘을 전달하게 된다. 이는 발을 최대한 벌려서 발꿈치를 맞대고 선 자세에서 발생하는 힘과는 정반대의 방향이다.

천골 The Sacrum

천골은 5개의 추골이 융합된 것이다(**그림 9**). 천골은 길쭉한 삼각형이나 쐐기 모양이며, 위쪽 면이 넓고 아래쪽 면이 좁다. 척추의 다른 부위와는 달리, 천골은 수직 형태가 아니고, 요추에서 등쪽으로 경사져 있다. 천골은 뒤쪽으로 볼록하고 앞쪽으로 오목하여, 장기들을 위한 골반 내 공간을

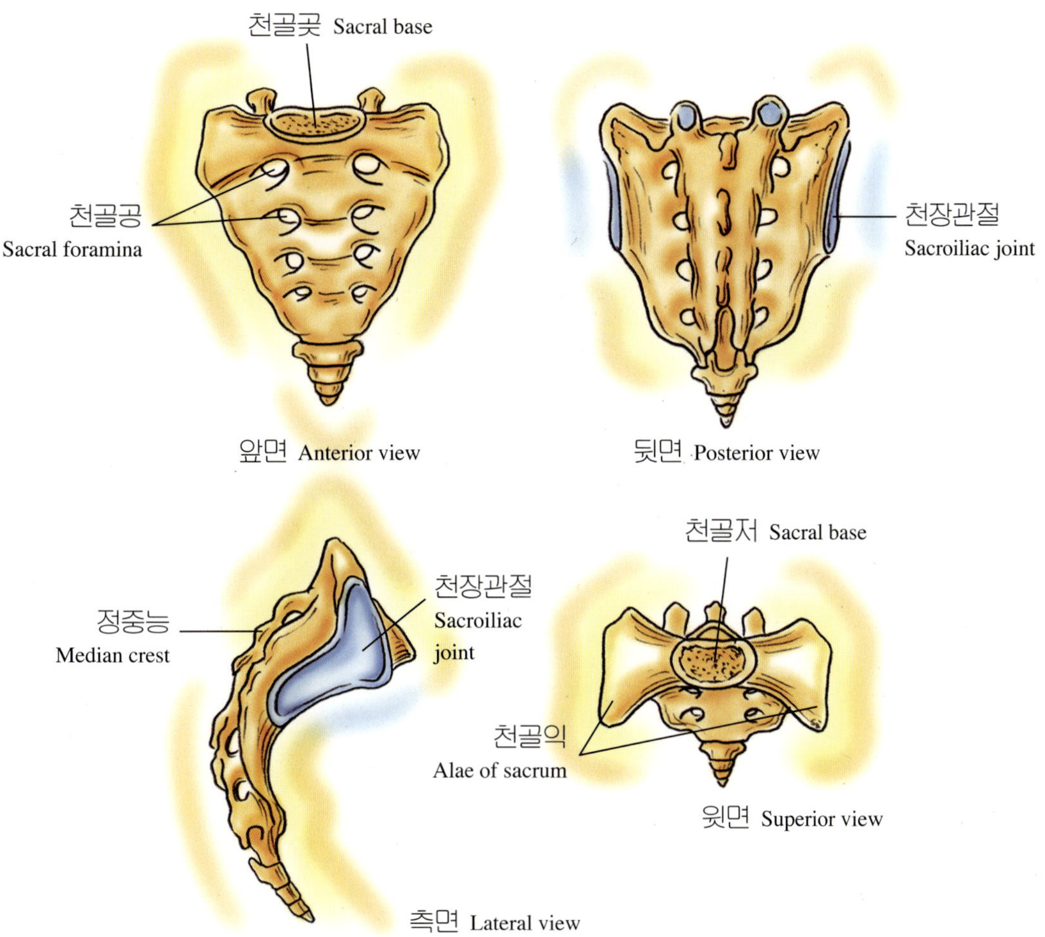

그림 9. 천골.

더 크게 형성한다. 천골의 위앞쪽연은 천골곶(sacral promontory)으로 불리고, 몸 안으로 깊게 닿아 있다.

천골은 후관절과 추간판을 통해 위쪽의 추골과 연결되어 있다. 아래쪽으로는, 천골의 끝이 작은 원반을 통해 미골과 연결된다. 천미관절은 약 15°의 각도로 굴곡과 신전을 할 수 있다.

천골의 모양과 천골과 요추의 관계를 이해하기 위해서는, 사람의 보행의 진화를 고려할 필요가 있다. 사람은 고릴라나 침팬지와 비슷하게 네 발로 기어 다니다가 진화했다. 고릴라나 침팬지는 직립보행에 잘 적응하지 못한다. 그것들의 척추에는 사람과 같은 S자모양의 척추 만곡이 없다; 그러므로 그것들의 등 근육은 직립 자세를 취하는데 적합하지 않다. 이것은 사람과 같은 이족 보행에 효율적이지 못하다.

몸통을 골반 위로 똑바로 세우려다보니 요추가 앞으로 굽은 형태로 진화하게 되었다. 경추 전만은 머리를 골반 위에 두는데 도움이 되고, 경추 전만에 의해 사람의 이중 S자 만곡이 형성되었다.

천골과 골반을 연결하는 관절은 요추 뒤쪽과 PSIS의 바로 앞쪽에 있다. 이러한 위치 때문에 상체의 무게가 천골을 앞쪽으로 누르는 경향이 있고, 이로 인해 천골이 앞쪽으로 회전한다. 천장관절이 구상관절이었다면, 요추는 골반 안쪽인 아래쪽 방향으로 회전할 것이다. 이것이 바로 천장관절이 윤활관절(윤활관절은 연골과 윤활액을 만드는 특수 세포층을 가지고 있다) 중에서 가장 가동성이 적은 관절인 이유이다. 천장관절은 약 2–4°의 회전과 약간의 활주만을 허용한다. 여성이 남성보다 약간 더 유연한 편이다. 노화함에 따라 관절면이 더욱 거칠어지지만, 절대로 이 관절의 가동성이 완전히 소실되지 않는다.

천골의 안정성을 돕는 몇 가지 기전이 있다. 천장관절은 부메랑과 유사한 "L" 자형이다. 천골이 아래쪽 방향 회전과 활주를 동시에 하면, 먼저 L의 수직 부분이 아래로 움직이고, 그 다음 L의 수평 부분을 따라 뒤쪽으로 움직인다. 이 경로 때문에, 힘의 흡수가 긴 시간동안 이루어진다. 이러한 움직임은 천골을 강하게 지지하고 힘을 흡수하는 많은 인대에 하중을 가한다. 상방 움직임을 할 때는, 반대 과정이 천장관절에서 일어난다.

천골의 아래쪽 움직임을 뉴테이션(nutation)이라 하고, 위쪽으로 움직이는 것을 카운터뉴테이션(counternutation)이라 한다(**그림 10**). 완전히 뉴테이션된 자세일 때가 카운터뉴테이션 자세일 때보다 천골의 측면이 더 잘 맞물린다. 그러므로 뉴테이션 자세가 골반을 통해 하중을 전달하기에 더 안정적이고 적합하다; 뉴테이션 자세는 선 자세, 보행 및 많은 요가 아사나 자세에서 주로 일어난다.

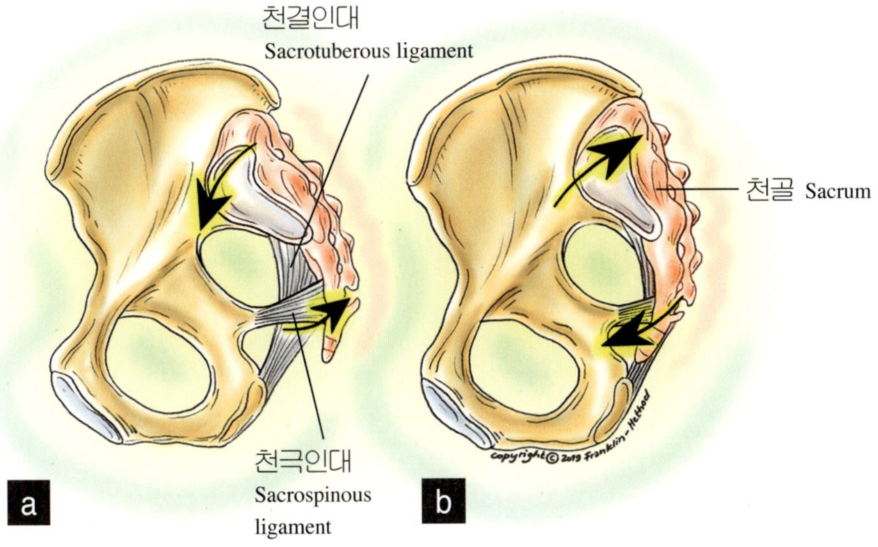

그림 10. 천골의 움직임: (a) 뉴테이션과 (b) 카운터뉴테이션.

천장관절을 고정시키는 다른 방법은 근육, 관련 인대 및 근막을 통한 방법이다(**그림 11**과 **그림 12**). 주요 인대로는 전천장인대, 장요인대, 골간인대, 후천장인대, 천결인대, 천극인대 등이 있다. 대부분의 인대들은 근육과 연결을 통해 강화된다. 예를 들어, 천결인대는 위쪽으로 흉요근막과 연결되고, 아래쪽으로 슬괵근과 연결되어 있다.

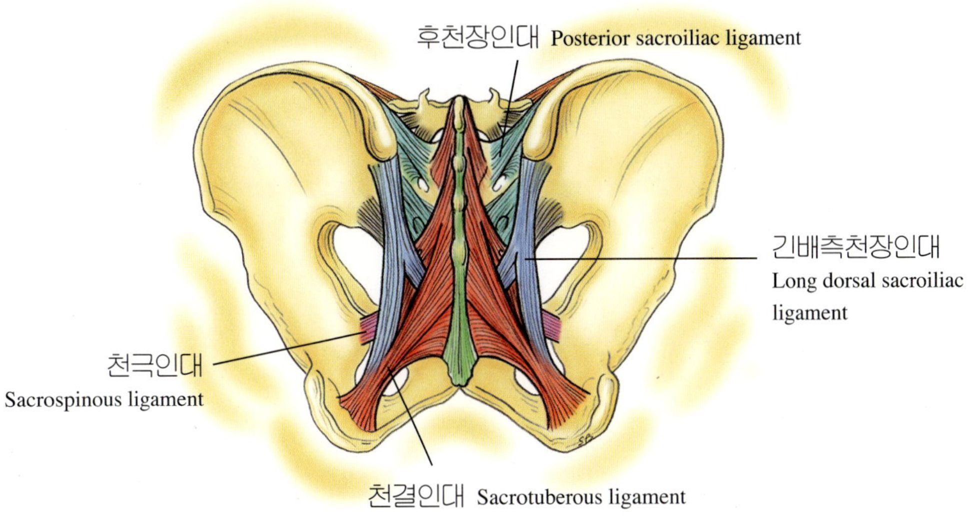

그림 11. 천결인대와 천극인대.

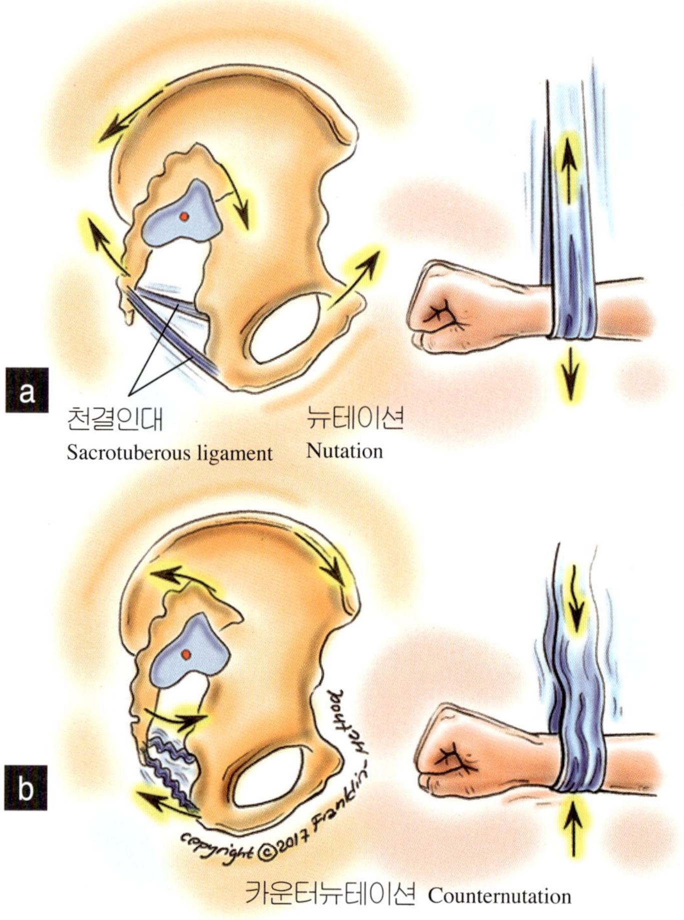

그림 12. 천결인대는 (a) 뉴테이션일 때 하중이 가해지고, (b) 카운터뉴테이션일 때 하중이 풀린다.

천장관절을 고정하는 몇몇 근육들은 직접 또는 근막을 통해 천장관절을 고정한다. 이것들은 흉요근막과 천결인대와 연관성이 있는 대둔근과 다열근이다. 골반저 근육과 이상근도 골반을 고정시키는데 도움을 주는 주요 근육이다. 천장관절에 있는 대부분의 인대들은 뉴테이션 시 팽팽해져 힘을 흡수하고 하중을 전달하는데 도움을 준다.

골반대는 척추와 두 다리를 안전하게 다룰 수 있는 형태로 움직여야 한다. 보행이 가장 좋은 예이다. 보행 시 한쪽 다리는 앞쪽에, 다른 쪽 다리는 뒤쪽에 위치하며, 좌 · 우 골반이 서로 반대되는 방향으로 움직여야 한다. 많은 아사나들이 좌 · 우 골반의 반대 회전을 보여주고 있다(**그림 13**).

또한 사람의 골반은 달리기를 할 때, 무거운 물건을 들 때, 점프 후 착지할 때처럼 힘의 흡수를 위해 높은 가동성을 필요로 한다. 촉진을 통해 천골의 움직임을 아는 것은 쉬운 일이 아니다.

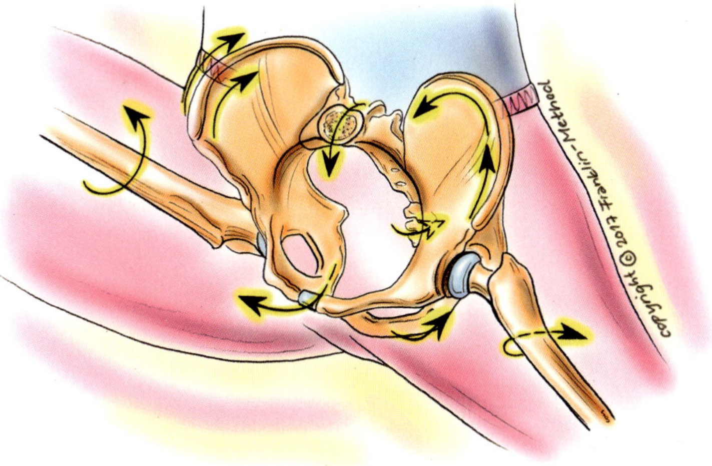

그림 13. 아사나에서의 좌 · 우 골반의 카운터뉴테이션.

천골의 뒷부분을 만져도 천골의 움직임을 알 수 없을 것이다. 왜냐하면 거기에는 근막과 근육의 많은 층이 있고, 또 2번 천추와 3번 천추가 회전축과 너무 가깝게 위치하기 때문이다. 정확성의 측면에서 볼 때 완벽하지 않지만, 촉진하기 가장 쉬운 지점은 미골이다. 정확성을 위해 미골 바로 밑에 손가락을 배치해 보자. 의자 자세(**그림 16**)로 천천히 움직이면서, 미골이 뒤쪽 방향으로 얼마나 움직이는지를 느껴 보자. 천천히 돌아오면서 미골이 얼마나 앞쪽으로 움직이는지를 확인해 보자. 천골의 움직임을 알기 위해 이런 움직임을 3회 반복해 보자: 의자 자세를 취할 때 천골이 아래쪽 방향으로 움직이는 뉴테이션이 일어나고, 원래 자세로 되돌아올 때 카운터뉴테이션이 일어난다.

실습 PRACTICE

천골의 움직임을 잘 보기 위해서는, 양 손을 좌 · 우 골반 위에 배치한다. 양 손은 몸통 앞에서 약 45°의 각을 형성하고, 손등은 미골의 끝을 가리키고, 손가락끝은 천골의 위쪽 부분을 가리킨다. 의자 자세로 움직이면서, 위쪽 부분을 전방으로 회전하고, 아래쪽과 약간의 뒤쪽으로 움직이면서 양 손을 뉴테이션시킨다. 원래 자세로 되돌아올 때, 손의 움직임을 반대로 수행한다. 여러분의 양 손을 후방으로 회전하고 다시 전방과 위쪽으로 움직인다. 좌 · 우 골반과 천골 사이의 움직임을 알아내기 위해 여러분의 손으로 여러 번 반복해 보자.

척추의 만곡은 천골의 위치와 골반 전체의 위치에 의해 영향을 받는다(**그림 14**). 만약 천골이 뉴테이션하면, 척추가 신전되어 만곡이 더 심화된다. 천골이 카운터뉴테이션을 하거나 골반 전체가 후방경사를 하면, 척추는 굴곡되거나 편평해질 것이다. 천골이 골반에 대해 움직일 때만 천골 뉴테이션이 일어남을 명심한다. 한쪽 골반과 천골이 같은 방향으로 움직인다면, 고관절이 굴곡될 것이고, 힘을 흡수하기 위해 여러분의 등이 굽혀질 것이다. 허리를 보호하고 고관절을 유연하게 만들기 위해 우리는 요가를 통해 천골의 움직임과 골반의 움직임을 구분하는 법을 배워야 한다.

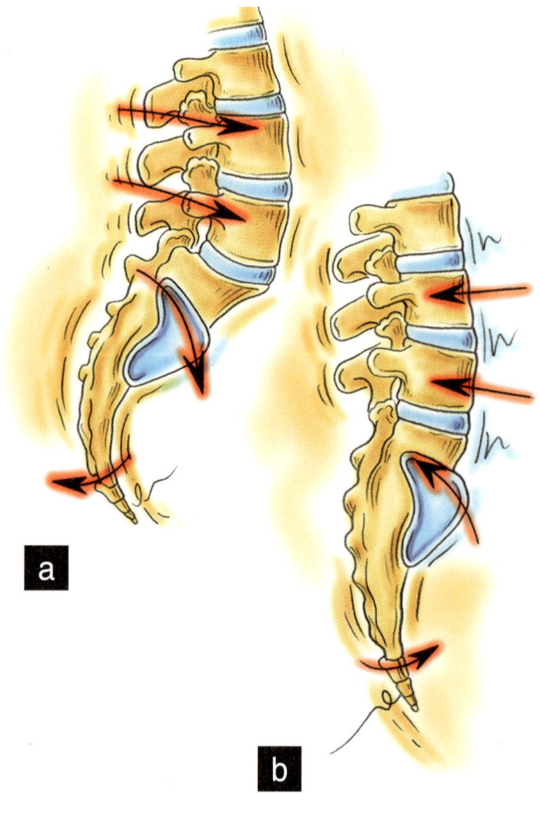

그림 14. 뉴테이션과 카운터뉴테이션 시의 척추 움직임: (a) 천골이 뉴테이션할 때 척추가 신전하고 척추의 만곡이 더 심해진다. (b) 천골이 카운터뉴테이션할 때 척추는 굴곡한다.

반쪽 골반 The Pelvic Halves

천골의 움직임은 양쪽 골반의 움직임과 관련이 있다. 천골이 뉴테이션을 할 때, 전상장골극(ASIS)은 인플레어(inflare)(외방장골)로 불리는 안쪽 움직임을 하고, 좌골은 아웃플레어(outflare)(내방장골)로 불리는 가쪽 움직임을 한다. 좌골의 움직임은 선 자세에서 고관절을 굴곡하거나 다리를 구부릴 때 느껴질 수 있다.

실습 PRACTICE

좌골에 손가락을 얹은 상태에서 의자 자세를 취한다. 이때 여러분은 좌골이 아웃플레어(내방장골)되는 것을 느낄 수 있다. 실제로 좌골의 움직임을 촉진하기가 어렵다면, 좌골이 아웃플레어 한다고 생각한다. 원래 자세로 되돌아오고, 좌골이 인플레어(외방장골)하는 것을 느껴 보자. 이 자세를 여러 번 반복해 본다.
의자 자세를 취할 때 좌골이 아웃플레어 되고, 선 자세를 취할 때 인플레어 되는 것을 느껴 본다.

여러분이 양 손을 골반 앞부분의 장골릉에 배치한다. 의자 자세를 취할 때, 장골의 인플레어를 느끼고 상상하기 위해 양 손을 안쪽으로 활주한다. 여러분이 의자 자세에서 일어설 때, 장골의 아웃플레어를 느끼기 위해 양손을 가쪽으로 활주해 본다. 이 동작을 3회 이상 반복해 보고, 의자 자세를 취할 때 장골의 인플레어를 느끼고 일어설 때 장골의 아웃플레어를 느껴 본다. **그림 15**와 **그림 16**을 참고한다.

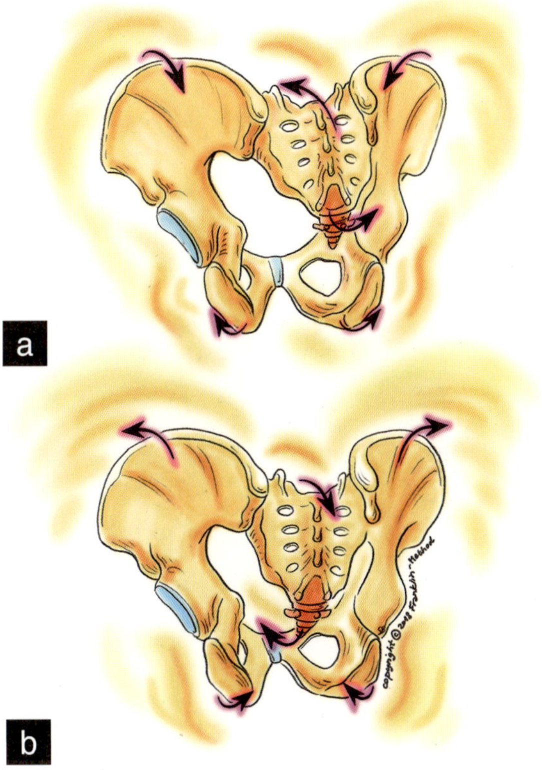

그림 15. 뉴테이션을 할 때 좌 · 우 골반이 인플레어(외방장골)하고, 카운터뉴테이션할 때 아웃플레어(내방장골)한다: (a) 골반에 대한 천골의 뉴테이션과 (b) 천골의 카운터뉴테이션.

(계속)

실습 PRACTICE (계속)

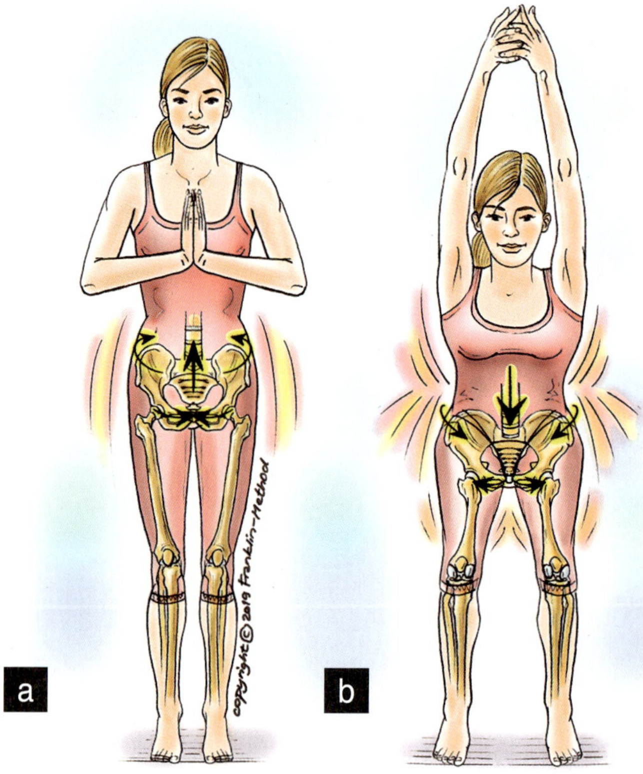

그림 16. (a) 여러분이 의자 자세에서 일어날 때와 (b) 의자 자세를 취할 때의 골반뼈 움직임.

예를 들어, 나무 자세를 취하기 위해 한쪽 다리를 지면으로부터 들어 올리면 그쪽 골반은 반대쪽 골반과 상대적인 움직임을 나타낸다(**그림 17**). 다리를 든 쪽 골반은 약간 후방으로 회전할 것이다: 이것은 그쪽 골반의 카운터뉴테이션으로 불린다. 우리가 다리를 다시 지면으로 내려놓을 때, 그쪽 골반은 전방으로 회전할 것이다(골반의 뉴테이션).

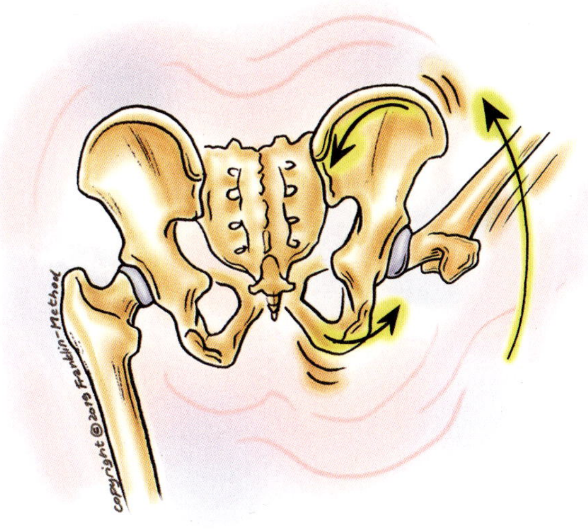

그림 17. 한쪽 다리를 들어 올릴 때의 그쪽 골반의 움직임.

실습 PRACTICE

반쪽(좌 · 우) 골반의 움직임은 전상장골극(ASIS)과 좌골을 촉진할 때 가장 잘 느껴질 수 있다. 나무 자세처럼 다리를 측면으로 들어 올리기 보다는, 시상면으로 다리를 들어 올리는 실습을 먼저 해 본다. 양 손을 각각 오른쪽 좌골과 ASIS에 배치한다. 오른쪽 다리를 천천히 들어 올리고, 어떻게 좌골이 앞쪽으로 움직이고 ASIS가 뒤쪽으로 움직이는 지를 확인해 본다. 다리를 내릴 때, 좌골이 뒤쪽으로 움직이고 ASIS가 앞쪽으로 움직이는 지를 확인해 본다.
이 움직임들을 여러 번 반복해 보고, 기준점의 이동을 느껴 본다. 이러한 과정이 끝났다면, 양쪽 고관절의 유연성과 오른쪽 다리와 왼쪽 다리의 움직임을 비교해 본다.

이번에는 반대쪽 다리로 같은 움직임을 수행한다. 양 손을 왼쪽 골반의 좌골과 ASIS에 각각 배치한다. 왼쪽 다리를 천천히 들어 올리고, 어떻게 좌골이 앞쪽으로 움직이고 ASIS가 뒤쪽으로 움직이는 지를 확인해 본다. 다리를 내릴 때, 좌골이 뒤쪽으로 움직이고 ASIS가 앞쪽으로 움직이는 지를 확인해 본다. 이 움직임들을 여러 번 반복해 보고, 기준점의 이동을 느껴 본다. 양쪽 다리를 균등하게 배치하여 선 자세를 취하고, 여러분의 골반 자세를 느껴 본다. 양쪽 다리를 교대로 들어 올리고, 움직임의 편안함을 확인한다.

이러한 움직임을 상상할 때 가장 좋은 비유는 바퀴이다. 좌 · 우 골반을 바퀴처럼 생각한다(**그림 18**). 다리를 들어 올릴 때, 동측의 골반은 바퀴처럼 뒤쪽으로 회전한다. 반대로 다리를 내려놓을 때, 그쪽 골반은 앞쪽으로 회전한다.

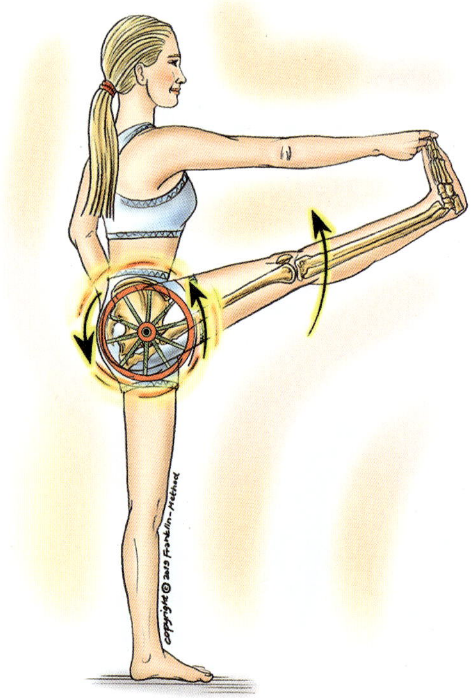

그림 18. 우티타 하스타 파당구쉬타아사나(손을 발가락에 닿는 자세)에서 다리를 들어 올릴 때 반쪽 골반은 바퀴처럼 보인다.

실습 PRACTICE

양 손을 좌 · 우 골반의 측면에 배치한다. 손가락을 펼쳐서 골반 절반을 바퀴라고 상상한다. 다리를 교대로 들어 올릴 때, 골반의 움직임을 지지하기 위해 여러분의 손은 바퀴처럼 회전한다. 여러분이 오른쪽 다리를 들어 올릴 때 여러분의 오른손은 뒤쪽으로 회전하고, 왼쪽 다리를 들어 올릴 때 여러분의 왼손은 뒤쪽으로 회전한다. 다리를 내릴 때는 회전의 방향이 역전된다.

분명한 것은 지탱하는 쪽 골반이 들어 올리는 다리쪽 골반의 움직임과 같지 않다는 점이다. 양쪽 골반의 움직임이 같다면, 골반 전체가 뒤쪽으로 회전하여 넘어질 수 있다. 지탱하는 쪽 골반은 상체에서 한쪽 다리로 또는 다리에서 상체로 모든 체중을 전달해야 한다. 결과적으로, 지탱하는 쪽 골반이 약간 위쪽과 앞쪽으로 움직인다.

실습 PRACTICE

여러분의 손가락들을 지탱하는 쪽 골반의 ASIS의 앞쪽과 위쪽에 배치한다. 여러분의 체중을 지탱하는 골반 쪽으로 이동할 때, ASIS가 얼마나 위쪽과 앞쪽으로 움직이는지를 확인해 본다. 양쪽 골반의 이러한 움직임을 느껴 본다: 이 움직임들은 균등하게 느껴져야 한다.

움직이는 쪽 골반의 ASIS는 뒤쪽으로 움직이는 반면, 지탱하는 쪽 골반의 ASIS는 위쪽과 앞쪽으로 움직인다. 양쪽 골반은 힘의 균형을 맞추기 위해 서로 반대 방향으로 움직인다. 보행을 할 때처럼, 양쪽 골반은 반대 회전을 한다.

실습 PRACTICE

좌 · 우 골반의 측면에 각각 손을 배치하고, 양쪽 골반을 바퀴라고 생각한다. 한쪽 다리를 들어 올릴 때, 2개의 바퀴가 반대 회전할 것이다. 오른쪽 다리를 들어 올릴 때, 오른쪽 골반의 바퀴는 뒤쪽으로 회전하고, 반면 왼쪽 골반은 상대적으로 앞쪽으로 회전한다. 왼쪽 다리를 들어 올릴 때, 왼쪽 골반은 뒤쪽으로 회전하고, 반면 왼쪽 골반은 상대적으로 앞쪽으로 회전한다.

상대적인 움직임은 안정성과 유연성을 증가시키는데 매우 유용할 수 있다. 부드럽고 효율적인 움직임은 힘의 균형을 맞추고, 기저면 위에 여러분의 무게 중심을 유지하는데 도움을 준다.

여러분이 한쪽 다리를 들어 올릴 때, 실제로 일어나는 첫 번째의 일은 다리를 들어 올리는 것이 아니라 다리의 균형을 맞추기 위해 골반을 움직이는 것이다. 골반의 움직임은 여러분이 무게 중심이 기저면 위에 있는 경우에만 중심을 잡을 수 있기 때문에 발생한다. 만약 여러분이 뻣뻣하게 자세를 취한 후 이 자세를 유지하기 위해 노력한다면, 요가 자세를 시작해서 점진적으로 고난이도 자세로 옮겨갈 때 더 많은 어려움이 있게 된다.

고관절 The Hip Joint

고관절은 구상관절로서 이것을 지탱하는 많은 근육과 인대로 둘러싸여 있다. 대퇴골두는 비구 중심에 놓이고, 서혜인대의 중간 1/3지점 바로 밑에 위치한다. 서혜인대는 끝이 말린 외복사근의 건막으로서 치골결절(치골결합의 가쪽에 위치하는 돌출부)과 ASIS 사이에 걸쳐 있다. 비구는 앞쪽, 가쪽 및 아래쪽 방향으로 향하고 있다. 선 자세에서 대퇴골두는 위쪽, 안쪽 및 앞쪽 방향으로 향하고 있다. 대퇴골두의 앞부분이 비구로 덮여 있지 않은 이유가 바로 이러한 구조 때문이다. 골반을 앞쪽으로 이동하는 자세는 대퇴골두를 비구 밖으로 밀어낸다. 비슷하게, "엉덩이를 집어 넣으세요"라는 동작 지시를 받았을 때 대퇴골두가 앞쪽으로 밀려나오게 된다(후방경사). 다행히 비구의 크기는 유연한 섬유연골 고리 형태의 비구순(acetabular labrum) 덕분에 30퍼센트 정도는 늘어날 수 있다. 비구순은 대퇴골두가 빠져나가지 못하도록 약한 음압을 유지한다.

고관절은 이들 두 뼈가 만나는 지점으로서, 3개의 기본적인 움직임을 일으킬 수 있다. 대퇴골은 고정된 골반 위에서 움직일 수 있고, 반대로 골반은 고정된 대퇴골 위에서 움직일 수 있다. 그리고 이들 두 뼈가 동시에 움직일 수도 있다. 이들 움직임은 3개의 운동면에서 일어난다: 시상면(신체를 좌 · 우로 나누는 면), 관상면(신체를 앞 · 뒤로 나누는 면), 수평면(신체를 상하로 나누는 면). 시상면에서 일어나는 대퇴골이나 골반의 움직임은 굴곡과 신전으로 불리고, 수평면에서 일어나는 대퇴골이나 골반의 움직임은 내회전과 외회전으로 불린다. 그리고 관상면에서 일어나는 대퇴골이나 골반의 움직임은 외전과 내전으로 불린다 (**그림 19**와 **그림 20**).

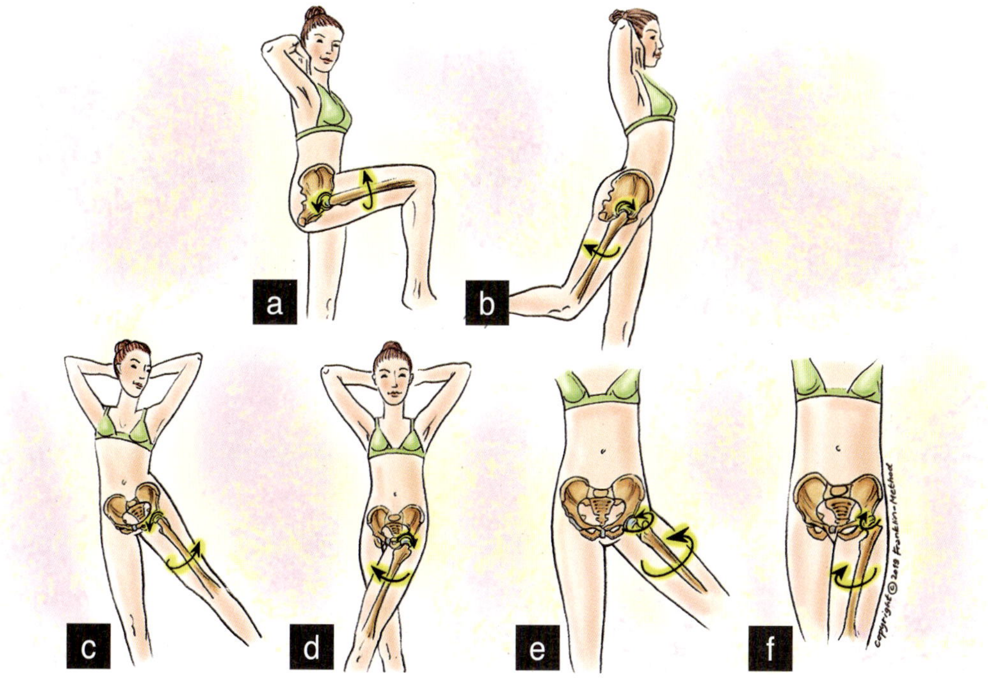

그림 19. 골반에 대한 대퇴골의 움직임: (a) 굴곡, (b) 신전, (c) 외전, (d) 내전, (e) 외회전, (f) 내회전.

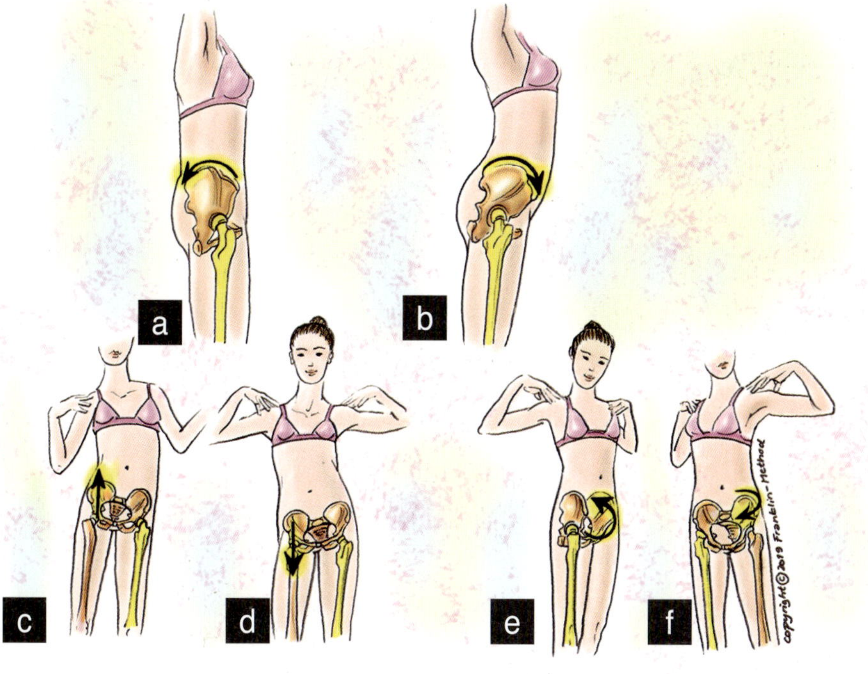

그림 20. 대퇴골에 대한 골반의 움직임: (a) 신전–골반 후방경사(골반 집어넣기); (b) 굴곡–골반 전방경사(골반 떨구기); (c) 외전–윗방향 당겨 올리기; (d) 내전–아랫방향 당겨 내리기, (e) 대퇴골에 대한 골반의 외회전, (f) 대퇴골에 대한 골반의 내회전.

관절운동학은 관절축을 중심으로 일어나는 움직임을 묘사하고 있다: 굴곡, 신전, 외전, 내전 및 회전. 고관절을 굴곡할 때, 대퇴골두는 비구 중심에서 뒤쪽으로 회전한다. 대퇴골이 위쪽으로 움직일 때 대퇴골두의 어느 한 지점은 반대 방향인 아래쪽으로 움직인다(**그림 21**).

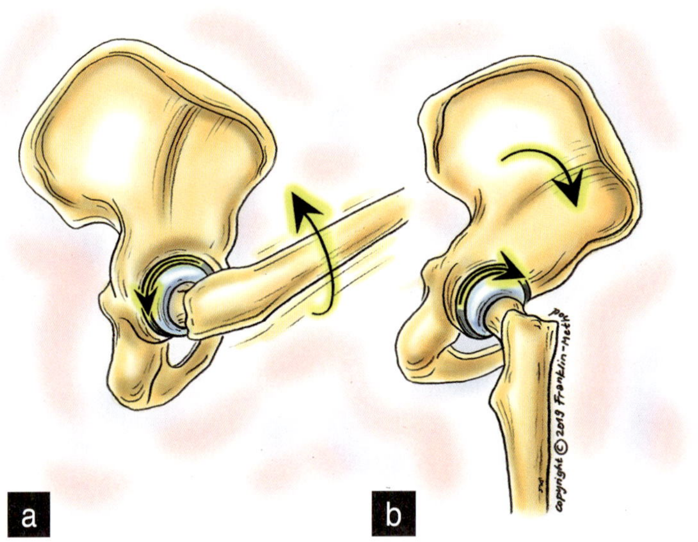

그림 21. 고관절 굴곡과 골반 회전의 움직임: (a) 고관절 굴곡 시 대퇴골두가 움직인다. (b) 골반의 전방 회전 시 대퇴골두에 대해 비구가 움직인다.

골반이 대퇴골 위에서 전방으로 회전할 때는 상황이 역전된다: 비구가 대퇴골 위에서 앞쪽과 아래쪽으로 활주하고, 비구의 한 지점은 장골과 같은 방향으로 움직인다. 고관절에서의 정확한 움직임을 아는 것은 아사나 동작을 정확하면서도 쉽게 구현하기 위한 중요한 단계이다.

무릎을 굴곡할 때, 대퇴골은 외회전하고, 경골은 내회전한다. 무릎을 신전할 때는, 정 반대로 움직이게 된다. 즉, 대퇴골은 내회전하고 경골은 외회전 한다. 자동 회전은 약 5° 정도 일어난다. 대퇴과(경골 고원과 함께 무릎 관절을 형성하는 대퇴골 아래쪽에 있는 두 개의 돌출부)와 십자 인대, 그리고 무릎의 측부 인대들의 구조적인 형태가 이러한 움직임을 일으키는 원인이다. 즉, 이러한 움직임은 의지와 관계없이 불수의적으로 일어난다. 다르게 말하면, 이것은 뉴테이션처럼 완전히 기능적인 동작 지시이다. 요가 강사라면 기능적인 동작 지시(functional cue)들을 가장 먼저 이해해야 한다. 왜냐하면 그것들이 움직임을 이해하는 기초를 형성하기 때문이다.

실습 PRACTICE

다리를 펴고 서서, 몸을 앞쪽으로 숙인다. 그리고 무릎 바로 위의 양쪽 허벅지에 양 손을 각각 배치한다. 여기에서 여러분은 대퇴골의 내측과와 외측과를 느낄 수 있다. 대퇴골의 회전을 가장 잘 느껴보려면, 여러분의 엄지를 안쪽에 놓고 나머지 손가락들을 가쪽에 배치한다. 내전와 외전을 회전과 혼동해서는 안 된다.

무릎을 굴곡하면서 대퇴골의 장축을 따라 대퇴골의 외회전을 느껴 본다. 이번에는 무릎을 펴면서 안쪽으로 돌아가는 대퇴골을 느껴본다. 여러분이 대퇴골의 회전을 명확하게 느낄 때까지 이들 동작을 반복한다. 이것은 슬관절의 마지막 신전에서 가장 잘 느껴질 것이다.

대퇴골의 움직임과 골반의 움직임을 비교할 때, 여러분은 이 움직임들이 서로 반대 방향으로 일어남을 알게 될 것이다(**그림 22**). 다리를 굴곡할 때 장골이 인플레어(외방장골)되고, 대퇴골이 외회전할 때 골반은 안쪽으로 회전한다. 다리를 신전할 때, 장골은 아웃플레어(내방장골)되고, 골반은 가쪽으로 회전하고, 대퇴골은 안쪽으로 회전한다.

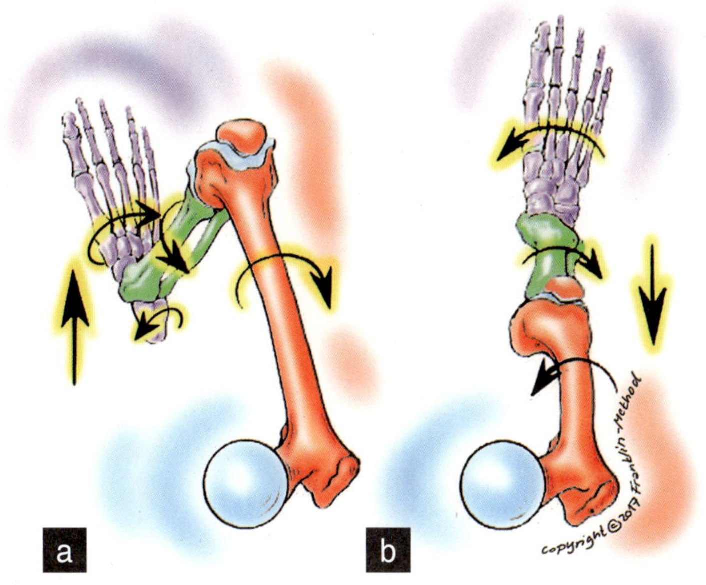

그림 22. 위에서 바라본 다리뼈(오른쪽 다리)의 반대 회전: (a) 다리를 굴곡할 때, 대퇴골은 외회전하고, 하퇴는 내회전한다. 그리고 발도 가쪽으로 돌아간다. (b) 다리를 신전할 때, 대퇴골은 내회전하고 하퇴는 외회전한다. 그리고 발도 안쪽으로 돌아간다.

실습 PRACTICE

골반과 대퇴골의 움직임을 알아보기 위해 의자 자세를 취한 후 원래 자세로 되돌아 온다. 여러분은 의자 자세를 취할 때, 양쪽 골반은 안쪽으로 회전하고 대퇴골은 가쪽으로 회전함을 알 수 있다. 여러분의 이해와 숙지를 돕기 위해, "골반은 안쪽, 대퇴골은 가쪽"이라고 반복 암송한다. 그리고 다시 원래 자세로 돌아올 때(다리를 펼 때), "골반은 가쪽, 대퇴골은 안쪽"이라고 반복 암송한다.

실습 PRACTICE

한 손을 골반에, 다른 손을 대퇴골에 배치한다. 다리를 굴곡할 때, 골반에 놓인 위쪽 손을 안쪽으로 활주하고, 대퇴골에 놓인 손을 가쪽으로 활주한다. 여러분의 양 손은 골반과 대퇴골에서 수평으로 활주되어야 한다. 다리를 신전할 때는 반대 방향으로 수행해야 한다(위쪽 손을 가쪽으로, 아래쪽 손을 안쪽으로 활주한다). 이 동작을 10번 반복한 다음, 양쪽 다리를 비교한다. 연습한 다리가 더 안정적이고 유연함을 알 수 있을 것이다.

뼈 리듬 Bone Rhythms

뼈의 반대 회전은 다리에서 발까지 계속 이루어진다. Franklin Method에서는 자연스럽고 안전한 방법을 "뼈 리듬(bone rhythms)" 이라고 부른다(**그림 23**).

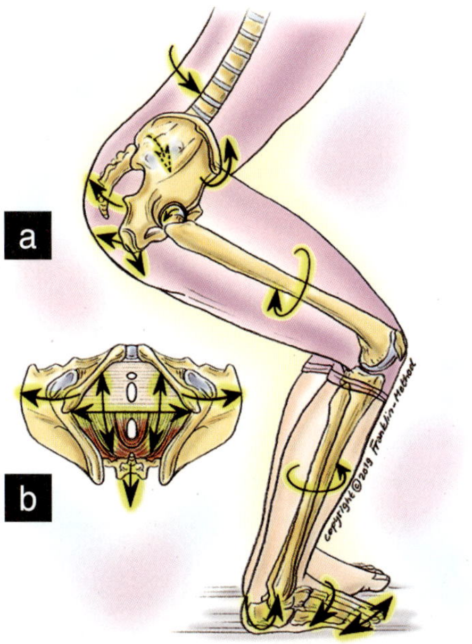

그림 23. 의자 자세: (a) 측면에서 본, 뼈 리듬. (b) 뼈 리듬에 반응하여 골반저 근육이 신장한다.

이 동작의 목적은 무엇일까? 목적이 무엇이기에 바로 생각해내기 어려운걸까? 다리를 굴곡과 신전할 때, 무릎은 앞쪽으로 움직이고 골반은 아래쪽으로 움직이는 것을 볼 수 있을 것이다. 그러나 여러분은 동시에 일어나는 반대 회전을 놓칠 수 있다.

뼈 리듬이 중요한 이유는 2가지이다. 무릎을 굴곡한 채 네발로 움직이는 동물과 비교해 볼 때, 사람은 무릎 편 채로 보행을 한다. 사람의 경우, 지탱하는 쪽 다리 위를 골반이 움직인다. 골반에서의 이러한 반응은 장대높이뛰기나 베니스에서 긴 노로 젓는 곤돌라를 연상시킨다. 뼈 리듬은 다리를 효율적으로 앞 · 뒤로 바꾸게 만들고, 딱딱한 버팀목을 유연한 흡수 장치로 만든다. 이것은 많은 에너지를 절약한다.

강아지처럼 양쪽 무릎을 굴곡하고 발꿈치를 들어 올리려면, 지금 보다 대퇴사두근과 슬괵근의 관여를 더 많이 해야 할 것이다. 네발 동물의 장점은 움직임을 일으킬 수 있는 4개의 실린더(다리)를 가지고 있다는 점이다. 반면, 사람은 더 큰 진화론적 장점을 갖는 지구력을 많이 가지고 있다. 동물은 마라톤을 하지 못한다.

반대 회전의 다른 이점은 힘의 흡수와 발생이다. 효율적인 움직임은 높은 에너지-출력비율을 의미한다. 사람의 근골격계는 효율성을 향상시키기 위해 3차원 공간으로 움직인다. 점프 후 착지할 때처럼 무릎을 굴곡할 때, 여러분의 다리 뼈들은 한 방향으로만 움직이지 않는다; 그 뼈들은 모든 차원의 힘을 흡수하기 위해 힘의 반대방향으로 회전한다(**그림 24**). 스키를 타고 내려올 때 속도를 줄이고 있다고 생각해 보자. 만약 갑자기 활강을 멈출 필요가 있다면, 여러분은 커브를 만들어 힘의 흡수를 향상시킬 수 있다. 그럼에도 불구하고, 여러분의 무릎이 두 번째 발가락의 선상에 위치하는 것처럼 보이는데, 그 이유는 경골 고원이 대퇴과의 움직임과 반대 방향으로 움직이기 때문이다.

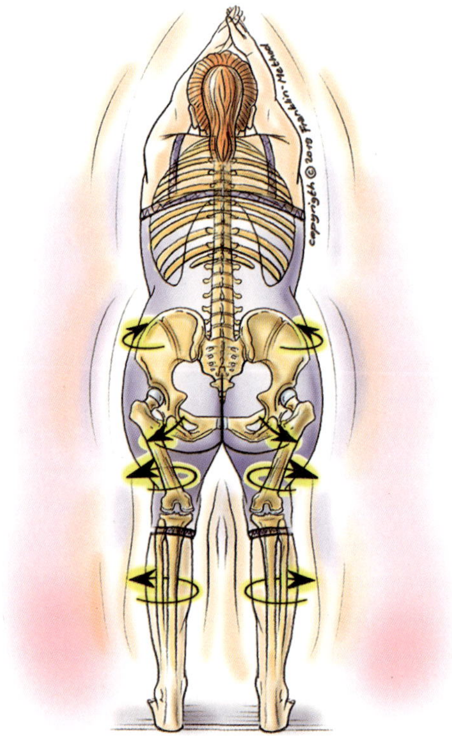

그림 24. 뒤쪽에서 본 의자 자세와 뼈 리듬.

정렬을 가르치는 전통적인 방법은 기준점들의 관계에 초점을 맞추는 것이다. 무릎과 같은, 기준점이 올바른 위치(두번째 발가락 위)에 있다면, 우리는 정렬된 자세를 취하고 있는 것이다. 이렇게 생각하는 것이 도움이 되긴 하지만, 이것은 사람 움직임의 특성을 반영하지 않는다. 왜냐하면 여러분이 다리를 굴곡하고 신전할 때, 이 기준점들이 다른 기준점에 대해 상대적인 움직임을 하기 때문이다. 무릎은 두 번째 발가락 위에서 움직인다. 무릎을 더 많이 굽힐수록, 무릎이 두 번째 발가락보다 더 많이 안쪽으로 정렬될 것이다; 무릎을 펼 때, 이 정렬은 바깥쪽으로 이동하게 된다.

여러분이 움직이는 안정성의 개념을 준수하는 한, 정렬과 힘 흡수는 양립할 수 있다. 다리를 통과하는 중력선은 기준점이 이동할지라도 안정성을 유지한다. 고정된 자세에서 기준점을 유지하려는 노력은 실제로 움직임을 강화하기 보다는 움직임을 차단한다.

동적인 정렬의 방향으로 움직이려는 도전은 심리적인 문제이다. 만약 당신이 정적 자세성 정렬 모델(static, positional model of alignment)을 먼저 배웠다면, 동적 안정성(moving stability) 개념을 처음 접할 때 이해하기 어려울 것이다.

그러나 3차원적 힘의 흡수와 생산이 사람의 동적 정렬 특성(최적의 움직임 효율성을 만들어내는)을 가장 잘 뒷받침하고 있음을 부정할 수 없을 것이다. 이 이론을 잘 알고 있으면, 여러분의 요가 실력을 빠르게 향상시킬 수 있을 것이다.

섬세한 운동 조절 측면에서 보면, 천골의 뉴테이션과 골반의 움직임이 동시에 시작하고, 무명골은 이 두 뼈들의 움직임과 반대 방향으로 움직일 것이다. 이것은 자유로운 고관절과 동적 골반 움직임의 핵심이다.

고관절을 신전할 때는, 반대 움직임이 일어난다: 천골은 카운터뉴테이션을 하고, 대퇴골은 내회전하고, 또 무명골은 천골에 대해 상대적으로 뉴테이션을 한다.

척추 The Spine

지금까지 골반, 천골 및 양쪽 다리의 관계를 살펴봐 왔다. 골반에 직접 연결된 세 번째 부분은 척추이다. 천골이 뉴테이션할 때, 천골의 윗부분(놀랍게도, 이 부분은 천골저로 불린다)은 앞쪽으로 움직이고, 척추를 함께 운반한다. 천골의 뉴테이션은 요추의 만곡을 더 깊게 만든다. 이것이 큰 변화는 아니지만, 중요한 변화이다. 요추 전만의 증가는 교정되어야 할 문제로 간주되지만, 사실 사람은 요추의 전만을 필요로 한다. 직립 보행을 위해 골반 위로 몸통이 이동되는 쪽으로 진화되었다. 이와 동시에, 허리 근육(다열근)과 관련 근막(흉요근막)을 보다 효율적으로 사용하는 능력이 생겼다. 등이 너무 일자로 배열되면, 문제가 발생할 수 있다. 또한 척추의 만곡은 힘을 흡수하고 폐와 심장을 위한 공간을 만드는데 중요한 역할을 한다. 천골이 카운터뉴테이션을 할 때, 요추는 다시 편평해진다. 척추 전만을 감소시키는 이런 변화는 보행 동안 일상에서 자연스럽게 일어나는 현상이다. 여러분이 한 걸음을 내디딜 때마다, 척추의 만곡이 깊어져서 발이 지면에 닿는 충격을 흡수한다; 그 다음 순간에는 척추가 다시 편평해져, 다음 걸음을 준비한다.

척추의 측굴과 회전은 많은 요가 아사나에서 중요하다. 여러분이 측굴을 할 때, 양쪽 골반은 동일하게 반응하지 않는다. 오른쪽으로 측굴할 때는, 골반이 나선형의 움직임을 수행한다 (**그림 25**). 즉, 왼쪽 골반은 뒤쪽으로 회전하고, 오른쪽 골반은 앞쪽으로 회전한다. 만약 왼쪽으로 측굴을 하면, 오른쪽 골반은 뒤쪽으로 회전하고 왼쪽 골반은 앞쪽으로 회전을 한다. 이러한 움직임은 작지만 인지될 수 있다. 측굴 동안 골반을 고정하면, 척추의 움직임이 제한된다. 천골은 뒤쪽으로 회전하는 골반 쪽으로 약간 회전하는 반응을 보인다. 이것이 일어나는 이유는 2가지이다: 첫 번째 이유는 뒤쪽으로 회전하는 골반은 천골을 뒤쪽으로 당긴다는 것이고, 두 번째 이유는 천골은 측굴하는 쪽에서 더 많은 뉴테이션을 하고, 반대쪽으로 회전을 한다는 것이다.

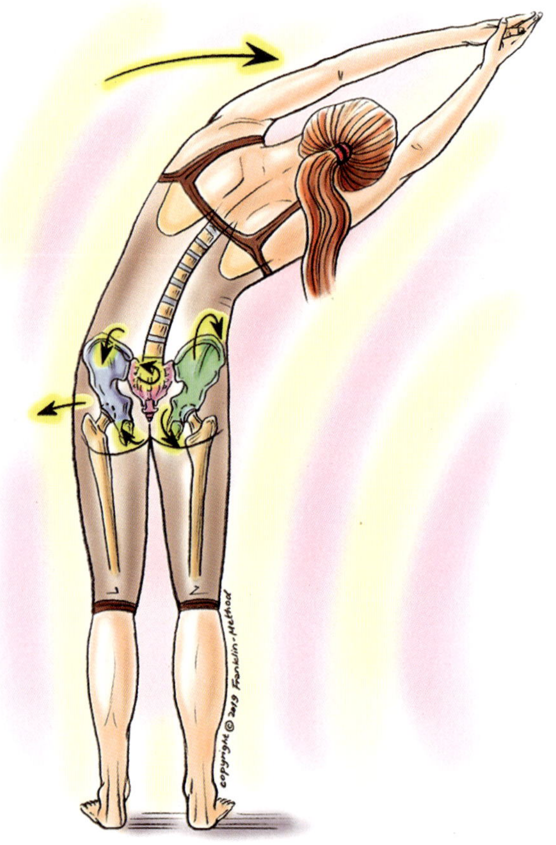

그림 25. 골반뼈 리듬에 대한 오른쪽으로 측굴하는 척추의 효과.

여러분이 척추를 회전할 때, 좌 · 우 골반은 서로 반대로 회전한다. 회전하는 쪽의 골반은 뒤쪽으로 회전하고, 반대쪽 골반은 앞쪽으로 회전한다. 천골은 여러분이 움직이고 있는 쪽으로 약간 회전하면서 반응한다. 이러한 움직임은 작지만, 척추가 회전과 측굴하는 동안 여러분이 손가락끝을 양쪽 ASIS에 배치하면, 움직임을 어느 정도 느낄 수 있다. **그림 26**과 **그림 27**은 늑곽의 형태 변화를 보여주고 있다. 만약 늑곽이 강직되면, 이것은 척추의 움직임을 차단할 것이다. 늑골은 인체에서 가장 유연한 뼈로서 호흡에 잘 순응한다.

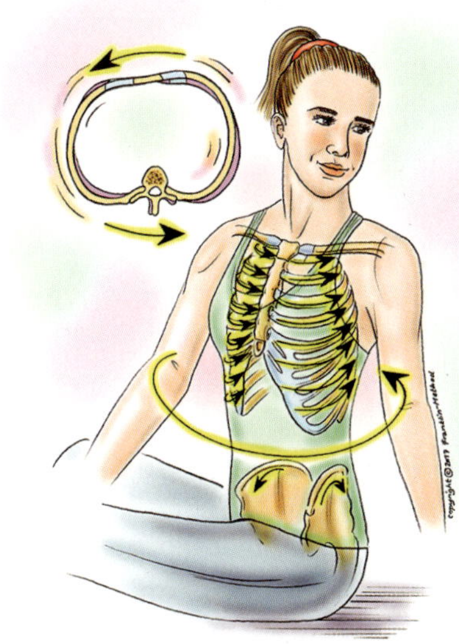

그림 26. 앉은 자세를 취할 때, 좌 · 우 골반과 늑곽에 대한 척추의 움직임.

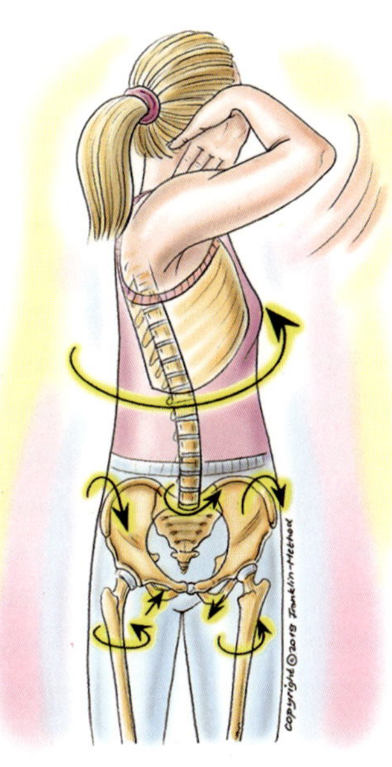

그림 27. 선 자세를 취할 때, 골반에 대한 척추의 외회전 효과.

천골을 뉴테이션하는 근육은 척주기립근이다. 척주기립근은 천골의 뒷부분에 부착하여 천골을 위쪽으로 당긴다. 천골을 카운터뉴테이션하는 근육은 골반저 근육이며, 이 근육들은 아래쪽 천골의 앞쪽면에 붙어 있다. 척주기립근과 골반저 근육은 천골을 줄다리기한다(**그림 28**).

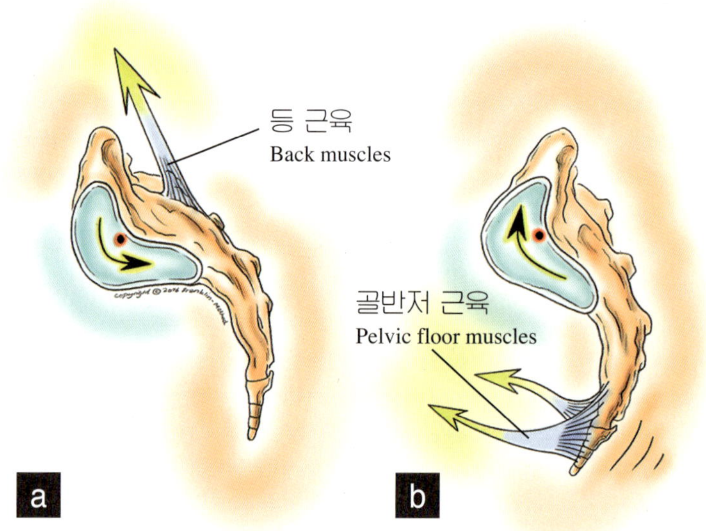

그림 28. 뉴테이션과 카운터뉴테이션: (a) 요추 기립근은 천골을 뉴테이션시킨다. (b) 골반저 근육은 천골을 카운터뉴테이션한다.

복직근과 대내전근은 무명골을 뒤쪽으로 회전함으로써 천골의 뉴테이션을 유발한다. 반면, 봉공근, 대퇴직근, 치골근, 장내전근, 단내전근, 광배근은 무명골을 앞쪽으로 회전함으로서 천골의 카운터뉴테이션을 유발한다(**그림 29**).

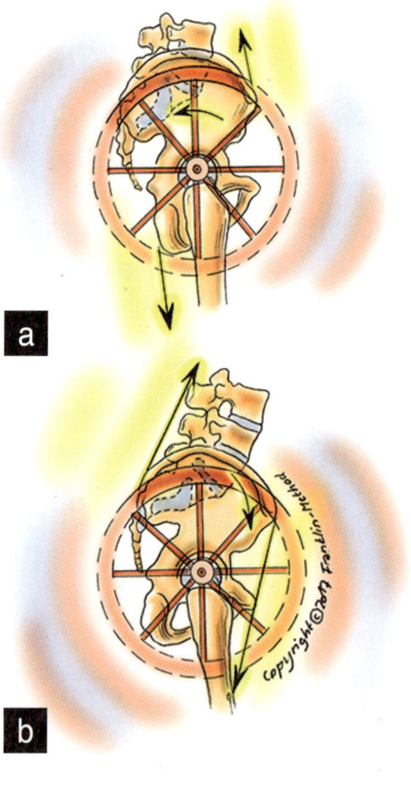

그림 29. 좌 · 우 골반은 바퀴처럼 묘사된다: (a) 복직근과 큰내전근은 골반을 뒤쪽으로 회전시킨다. (b) 봉공근, 대퇴직근, 광배근은 골반을 앞쪽으로 회전시킨다.

균형잡힌 골반 움직임을 만들기 위해서는, 천골의 뉴테이션을 돕는 근육을 아는 것이 유용하다: 척주기립근, 슬괵근 및 복직근(**그림 30**). 선 자세에서 고관절과 다리 관절들을 단순히 굴곡함으로써 천골의 뉴테이션을 연습할 수 있다. 또한 카운터뉴테이션도 연습해 본다. 천골의 카운터뉴테이션을 돕는 근육은 골반저 근육과 광배근 및 고관절 굴곡근 등이다.

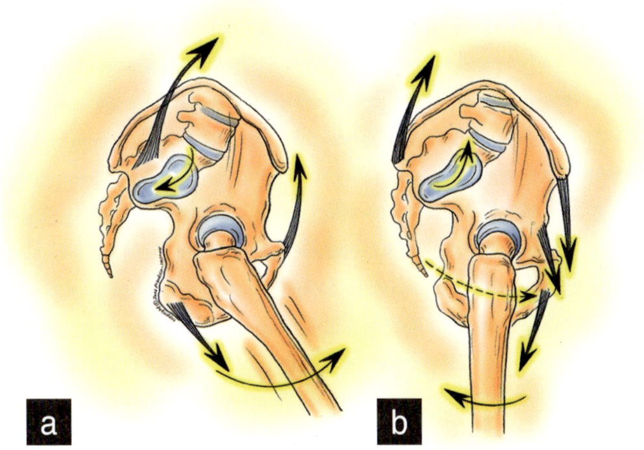

그림 30. 뉴테이션과 카운터뉴테이션의 작용 근육: (a) 뉴테이션을 돕는 근육과 (b) 카운터뉴테이션을 돕는 근육.

중력이 지면반발력과 함께 작용하여 천골을 뉴테이션시킨다는 것을 기억하는 것이 중요하다. 선 자세일 때, 대퇴골이 골반을 위쪽으로 밀어내어 골반을 뒤쪽으로 회전시킨다. 몸통을 지나는 중력선은 대퇴골을 통과하는 지면반발력 보다 약간 뒤쪽에서 골반에 도달한다. 이것이 천골을 뉴테이션시킨다(**그림 31**).

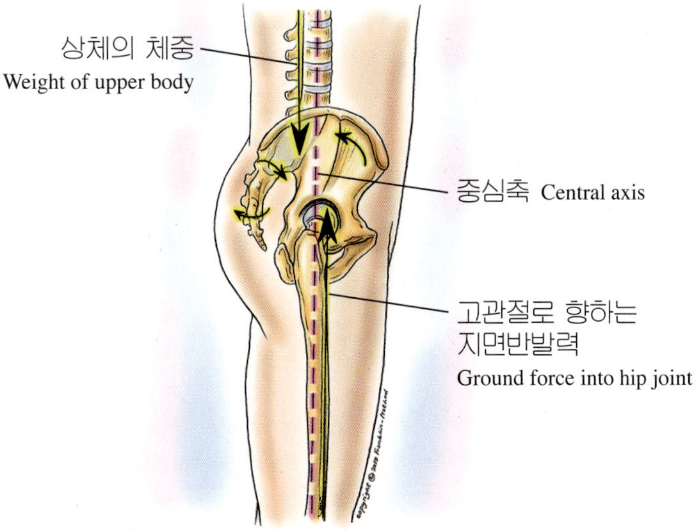

그림 31. 천골의 뉴테이션을 일으키는 중력과 지면반발력.

대부분의 경우, 장골을 외회전하고 아웃플레어(내방장골)하는 근육들이 함께 작용하듯이, 장골을 내회전하고 인플레어(외방장골)하는 근육들도 함께 작용한다.

복횡근은 무명골의 내회전근이다. 이 근육은 내복사근과 함께 장골릉을 인플레어한다. 요방형근, 치골근, 장내전근, 단내전근은 장골릉의 인플레어 작용을 돕는다.

심부 회전근도 좌골과 치골을 가쪽으로 당김으로서 장골릉의 인플레어를 도울 수 있다. 장골릉의 인플레어를 돕는 근육중에는 내폐쇄근과 외폐쇄근도 있다.

골반저 근육은 심부 회전근의 도움과 함께 양쪽 좌골과 양쪽 치골의 간격을 좁히는 근육이다. 한 쪽 골반이 외회전하며 뒤틀릴 때(outflare), 동측 고관절 뒤쪽에 위치한 근육들이 외회전을 일으킨다. 골반의 외회전 뒤틀림 움직임 범위를 교정하기 위해서는 동측 복횡근의 편심성 수축 운동이 많은 도움이 된다(**그림 32**).

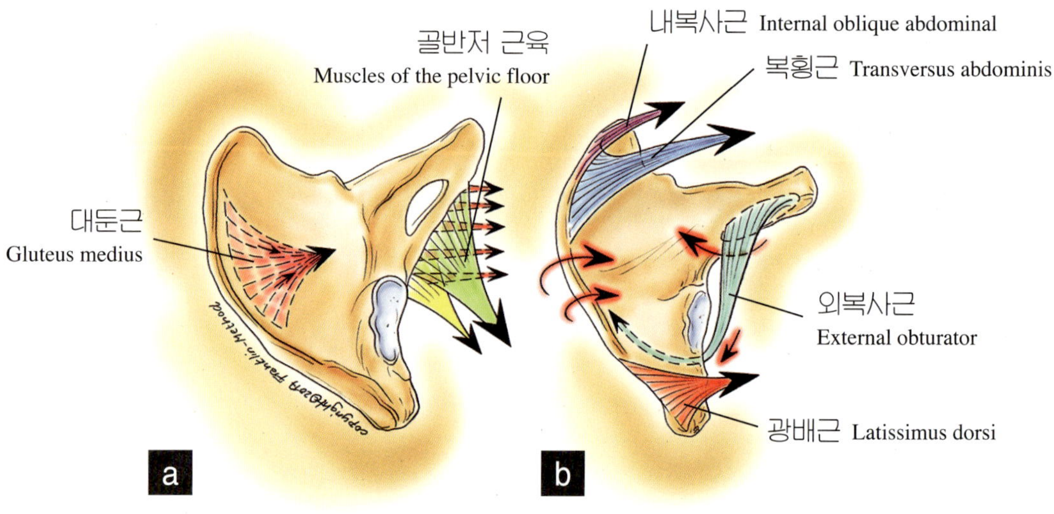

그림 32. 장골과 골반에 영향을 주는 근육들: (a) 장골을 인플레어(외방장골)하는 근육과 (b) 골반을 아웃플레어(내방장골)하는 근육.

자세

THE POSES

이 책이 선택한 아사나/요가 자세들은 대부분의 요가 수련자에게 친숙할 것이고, 독자 여러분이 각 자세별 골반 움직임을 이해하고 설명하기 위해 필요한 기초적인 요소가 될 것이다. 예를 들어, 전사 1번 자세를 바탕으로 다양한 런지 동작들을 설명할 수 있다. 제시된 자세들은 골반의 생체 역학들을 부각시키기 때문에 선정하였다. 또한 사지의 정렬과 관련된 일반적인 동작 지시들을 포괄하고 있어 선정하였다. 이러한 자세들은 골반과 다리의 관계 그리고 골반과 척추의 관계를 살펴봄으로써 더욱 쉽게 이해할 수 있을 것이다(전사 자세의 경우, "앞쪽 다리의 고관절 굽힘에 신경을 쓰는 것" 대신에, "두 번째 발가락 위에 무릎을 가져가라는 것"이 더 쉬운 동작 지시이다).

타다사나(Tadasana): 산 자세

산 자세가 부동자세를 의미한다고 생각하는 오래된 고정 관념이 있다. 사람들은 이러한 부동자세를 종종 힘 또는 연결성과 동일시한다. 부동자세를 연마하는 것은 요가의 중요한 목표이다. 하지만 부동자세란 단지 움직임이 없는 상태를 말하는 것일까, 아니면 지속적이고 미묘하게 이루어지는 균형 잡기를 말하는 것일까?

산 속에는 생명체들이 가득하다. 느리고 눈에 띄지 않게 자라는 나무와 풀들, 강과 개울, 동물, 새 그리고 곤충들의 움직임이 있다.

당신이라는 산도 움직이게 하라. 이 생명에서 일어나는 모든 움직임을 지각하고 당신의 몸을 흔들리게 하는 아름다운 지혜를 이해하자. Franklin Method에서는 이러한 부동 속의 움직임을 자세 동요라고 부른다. 오랜 시간 서 있을 때, 발생하는 신체의 피곤을 방지하는 방법 중 하나는 힘과 무게를 여러 근육과 여러 신체 영역으로 분산하고 재분배하는 것이다.

산 자세가 강하고 안정적인 이유는 바로 우리 몸의 적응 능력 때문이다. 산 자세는 3차원에서 이완된 상태로 호흡하게 해준다. 다른 자세를 취하다가도 몇 번이고 돌아올 수 있는 보금자리와 같은 자세이다. 이렇듯 산 자세는 뼈의 지점들을 특정한 지점과 관계 속에 고정시키는 것이 아닌 하나의 움직임으로 경험할 수 있는 건강한 자세이다. 정확한 동일 관계 속에서 유지해야 하는 뼈들의 지점이 아니라 움직임으로서 건강한 자세를 경험해 보자.

골반과 관련된 동작 지시는 무엇이고, 어떤 잘못이 발생할 수 있을까?:

- "꼬리를 길게 늘어뜨리세요"나 "꼬리를 말아넣으세요"라는 동작 지시는 과도한 요추 만곡이나 골반의 전방경사에 대한 신속한 대처 방법처럼 보이지만, 엉덩이를 집어넣는 자세의 또다른 문제를 쉽게 야기할 수 있다. 이것은 선 자세를 어렵게 만들 수 있다. 이 동작 지시는 골반저 근육과 복직근을 긴장시킬 수 있고, 또 좋은 호흡을 해칠 수 있다. "꼬리를 말아넣으세요"라는 동작 지시는 엉덩이도 긴장시킬 수 있는데, 그 이유는 이것에 의해 천골이 카운터뉴테이션될 수 있기 때문이다. 게다가 이 자세가 다른 서기 자세의 시작점이라면, 이러한 긴장 패턴으로 인해 다른 자세(예를 들어, 비라바드라아사나 I 의 골반 앞쪽 밀기와 같은)로 바뀔 수 있다.

이미지, 동작 지시 및 방법:

- Franklin Method에서는 "대퇴골두에 체중이 실리도록 하세요"라는 동작 지시를 사용한다. 이것의 의미는 여러분의 대퇴골두를 확인하고 그 위에 체중이 실리는 것을 느끼는 것이다. 대퇴골두의 앞쪽이나 뒤쪽이 아닌, 양쪽 대퇴골두의 중심에 체중이 균등하게 실리는지를 느껴 보자,

- 동적 자세의 목적은 움직임을 쉽게 일어나도록 하는 것이다. 우리는 필요 시 언제나 고관절 굴곡을 이용할 수 있어야 한다. 우리는 고관절이나 슬관절을 다시 풀지 않고, 타다아사나에서 웃카타아사나로 쉽게 자세를 바꿀 수 있어야 한다. 타다사나의 동적 버전은 다른 움직임에 대한 기준을 형성하고, 일상의 좋은 자세를 위한 기능적 자세이다.
- 자연스런 중심을 찾을 때까지 여러분의 몸을 앞 · 뒤로 또는 좌 · 우로 흔들어 보자. 이번에는 여러분이 경험한 중심을 찾기 위해 골반을 앞 · 뒤로 그리고 좌 · 우로 이동시켜 보자.
- 엉덩이를 내릴 수 있도록 양쪽 무릎을 약간 굴곡해 보고, 대퇴골두를 골반을 들어 올리는 "부표"라고 생각해 보자(**그림 33**).
- 슬개골을 억지로 들어 올리려고 애쓰기보다, 동적인 부력 속에서 양쪽 무릎을 부드럽게 유지하자.
- 에너지가 앞쪽으로 올라가서 뒤쪽으로 돌아 내려오는 일반적인 흐름을 느껴 보자(**그림 34**). 이것을 골반에 적용해 보고, 또 전신에 적용해 보자.

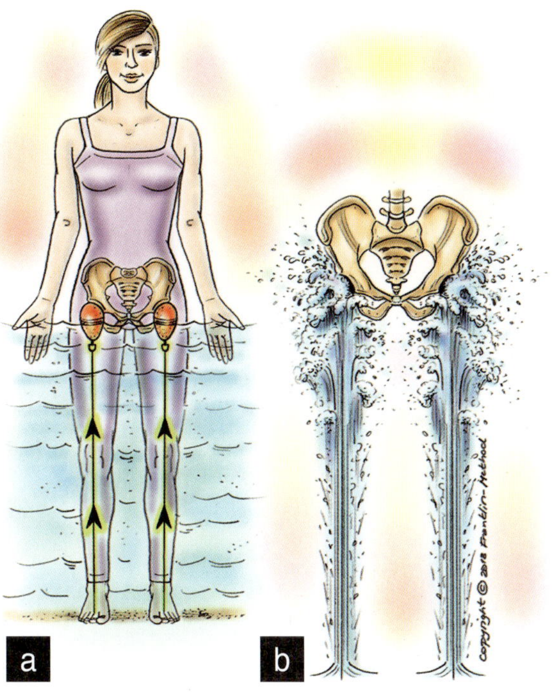

그림 33. 타다사나(산 자세): (a) 골반이 부력의 지지를 받고 있다고 생각해 보자. (b) 양쪽 다리를 아래쪽에서부터 솟아올라 고관절과 골반을 지탱하는 강력한 간헐천이라고 생각해 보자.

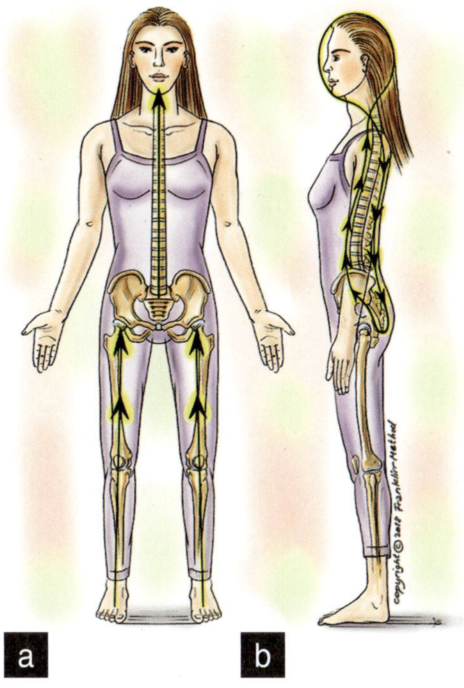

그림 34. 타다사나(산 자세): (a) 양쪽 다리와 척추의 중심과 균형을 느껴 보자. (b) 앞쪽에서 위로 올라가서 뒤쪽으로 내려오는 8자 모양의 에너지 흐름을 느껴 보자.

웃카타사나(Utkatasana) : 의자 자세

이 요가 아사나를 의자 자세라고 부르지만, 어색한 자세, 치열한 자세 또는 당당한 자세 등으로도 불린다. 오랫동안 앉아 있는 것이 어색한다는 점에서 이 이름도 적합해 보인다. 웃카타사나를 시행하기 위한 핵심은 올바른 고관절 굴곡에 달려있으므로, 우리는 여러 가지 버전을 포함시켰다. 그리고 이 자세가 앞으로 다른 다양한 자세들의 실마리가 될 수 있기 때문에, 우리가 정렬에 대해 가지고 있는 철학적인 관점을 이해한다면 도움이 될 것이다.

오늘날 우리가 배우는 대부분의 정렬은 강하거나 세다(해와 달로 번역되는)는 의미의 하타 요가(Hatha Yoga)를 뿌리로 하고 있다. 이것은 라자 요가(Raja−Yoga) 및 요가 수트라(Yoga Sutras)와도 연결된다. 이 가르침은 마음을 진정시키는 수단으로서 몸을 길들이고 조절해야 한다는 것이다.

현대의 많은 요가 수련자들은 "너무 몰아붙이지 마세요" 또는 "몸에 귀를 기울이세요"와 같은 언어와 동작 지시로 표현되는 비이원적이고 탄트라식 접근으로 변해 왔다. 오늘날의 많은 요가 강사들은 신체를 단련하기 위해 요가를 수행하는 것이 아니라, 일상을 보완해 주는 보완제로서 요가를 수행하고 있는 것이다.

Franklin Method는 "동적 정렬"을 신체 내의 근원, 영적인 면과 에너지를 경험할 수 있다는 탄트리즘 생각에 더 적합하다고 가르친다.

이러한 접근법으로 봤을 때, "의자 자세"의 수행은 기능적 고관절 굴곡을 강화하는 방법 또는 신체 안에서 힘과 에너지를 균등하게 경험할 수 있는 방법으로써 여러분이 일상에서 취하게 될 모든 앉기 자세를 위한 연습 자세가 될 수 있다.

의자 자세를 수행하기 위해서는, 적절한 고관절 굴곡 능력을 가져야 한다. 이것의 의미는 무엇인가? 이런 주제를 다룬 책들이 많고(Franklin, 2014 참조), 우리의 신체가 고관절의 굴곡과 신전이 잘 일어날 수 있게끔 설계되었음을 이해할 수 있다.

여러분이 고관절을 굴곡하여 의자 자세를 취할 때, 다음과 같은 현상이 일어난다: 골반저가 넓어지고, 천골이 뉴테이션하고, 대퇴골이 자동회전을 한다. 이것들은 우리의 몸이 가지는 생체역학적이고 해부학적인 기능이다. 여러분이 이러한 사실을 들었던 또는 듣지 않았던 간에, 이것은 우리 모두에게서 일어난다.

좋은 기능을 할 수 있도록 문제점을 지적하는 동작 지시를 살펴봄으로써 의자 자세에 대해 알아보자.

골반과 관련된 동작 지시는 무엇이고, 어떤 잘못이 발생할 수 있을까?:

- 수행 시 일반적인 가르침 대로 "양쪽 무릎을 함께 껴안는 동작"은 고관절 굴곡을 방해한다. "배를 들어 올리는 동작"은 천골의 뉴테이션을 방해하거나 요추의 만곡을 감소시킨다.

요추를 더 잘 지지하기 위해 코어를 강하게 활성화시킬 수도 있지만, 좋은 고관절 굴곡 상태에서 단순히 배꼽을 안쪽으로 당기는 것만으로도 골반저 근육을 활성화시켜 천골을 카운터뉴테이션할 수 있다. 실제로 이것은 고관절 굴곡을 방해할 수 있다.

- 족궁을 들어 올리는 동작을 하면 거골하관절이 회전력 변환기처럼 작동해서 다리가 바깥쪽으로 회전하게 된다(**그림 35**). "족궁을 들어올리는 동작"은 종아리를 외회전시킨다. 왜냐하면 거골하관절이 이러한 비틀림의 전환장치로 작용하기 때문이다. 연이어 이것은 골반을 후방 회전시키고, 천골을 카운터뉴테이션시키고, 골반저 근육을 긴장하게 만들고, 고관절 굴곡과 다리 전체를 통한 체중 분산을 어렵게 만든다.
- "꼬리를 바닥으로 붙이고 아랫배를 들어 올리세요"는 과도한 요추 전만을 교정하기 위한 시각적으로 훌륭한 동작 지시이다. 그러나 이러한 골반 말아 넣기 동작(tucking action)은 고관절 굴곡 시 골반저 근육의 기능을 억제하는데, 해당 동작이 무릎과 허리에 압력을 주는 편심성 수축을 유발하기 때문이다.
- "양쪽 무릎과 양쪽 엄지발가락을 함께 가져와서 허벅지를 내회전하세요"는 자연스러운 뼈 리듬을 억제하는 동작 지시다. 양쪽 무릎을 굴곡할 때, 여러분의 대퇴골은 양쪽 골반의 내회전에 반대하여 자연스럽게 외회전을 한다.

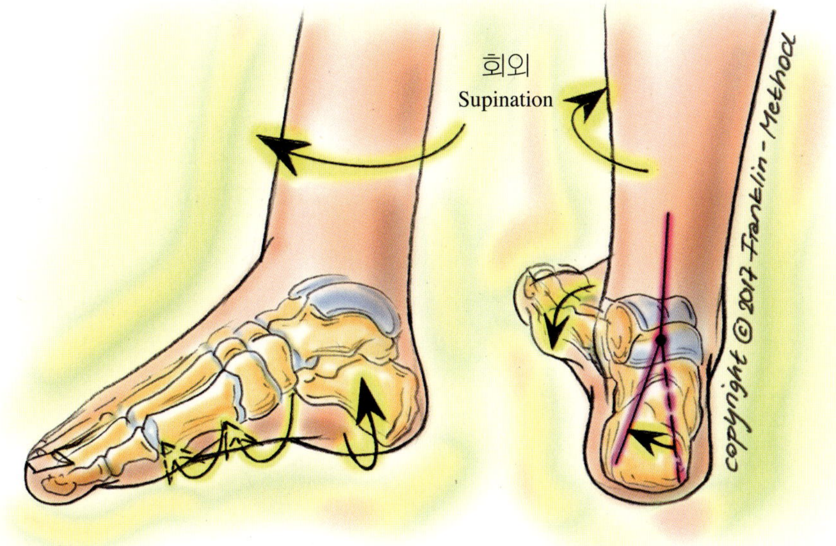

그림 35. 웃카타사나(의자 자세): 족궁을 들어 올리면 종아리가 가쪽으로 회전한다.

이 모든 동작 지시들은 어디에서 나왔는가? 이것들은 자세의 목적을 이해하지 않거나 교육하지 않고, 단순히 어떤 것을 고치려는 시도에서 나왔다. 이러한 생각은 "신체는 길들여질 수 있고, 교정될 수 있다는 것"이라는 개념에서 나온 것이다. 만약 이것이 유일한 길이라면, 이 동작 지시들도 적절한 것이다. 만약 여러분이 신체를 통제하기 위한 방법으로 요가 아사나를 수행한다면, 앞선 동작 지시들은 여러분을 만족시킬 수 있을지도 모른다. 하지만 진정으로 자신의 몸을 위해서 요가 아사나를 수행하기를 원한다면 더 좋은 방법이 있다. 의자 자세를 위한 많은 동작 지시는 생체역학적인 측면에서 볼 때 좋지 않다. 이 동작 지시들은 긴장을 초래할 것이고, 이 긴장을 힘이 생긴 것으로 착각하게 만들 것이다. 만약 여러분이 양쪽 무릎을 감싸고 동시에 족궁을 들어 올리면, 여러분의 몸은 기능의 충돌을 경험하게 될 것이다. 고관절을 굴곡하고 배를 들어 올릴 때도 이와 비슷한 기능의 충돌이 일어난다. 모든 신체 영역은 상호 작용하면서 자세를 취한다: 모든 신체 영역이 상호작용하기 때문에, 이 상호작용들을 이해하는 것이 건강하고 용이한 자세를 만들 수 있다.

이미지, 동작 지시 및 방법:

- 골반이 대퇴골두 위에서 앞쪽으로 회전한다(**그림 36**). 대퇴골두는 비구 중심에서 뒤쪽으로 회전한다.
- 골반저가 넓어진다. Franklin Method에서는 이것을 짝운동이라고 부르는데, 그 이유는 고관절 굴곡에 의해 골반저가 넓어지기 때문이다.
- 천골은 뉴테이션하고, 미골은 뒤쪽으로 움직인다. 천골은 척추의 바닥으로서, 천골의 뉴테이션은 척추의 만곡을 깊게 만든다.
- 좌 · 우 골반은 안쪽으로 회전하고, 대퇴골은 골반의 움직임과 반대되는 외회전을 한다. 경골은 위의 골반과 동일하게 안쪽으로 회전한다. 이러한 균형 잡힌 반대 회전은 무릎을 정면으로 향하도록 만들고, 또 3차원으로 균등하게 힘을 분산하는데 도움을 준다.
- 양 발은 넓은 기저면을 만들기 위해, 넓히고 낮춤으로써 골반저와 비슷하게 반응한다.
- 좌골에 대해 양쪽 발과 무릎을 멀리 벌린 상태에서, 실제로 여러분 뒤에 의자가 있다고 생각해 보자. 좌골을 의자 위에 내려놓을 때는 양쪽 좌골의 간격이 넓어지고, 다시 일어설 때는 그 간격이 좁아진다. 좌골이 넓어질 때는 골반저의 중심으로부터 좌골이 실타래처럼 풀리는 것이고, 일어설 때는 좌골이 다시 당겨지는 것으로 생각해 보자.

■ 한 손을 아랫배(양쪽 고관절 사이)에 배치한다. 다른 손으로 미골의 끝을 촉진해 보자. 여러분이 의자 자세로 앉을 때 미골의 끝이 뒤쪽 손 쪽으로 약간 뒤쪽으로 움직이는지를 느껴 보고, 동시에 골반 앞쪽을 들어올리기 위해 앞쪽에 놓인 손을 사용한다. 여러분은 이것을 통해 고관절을 굴곡할 때 골반의 3차원 움직임을 느낄 수 있다 (골반을 앞쪽이나 뒤쪽으로 회전하는 단일체처럼 생각하지 않고).

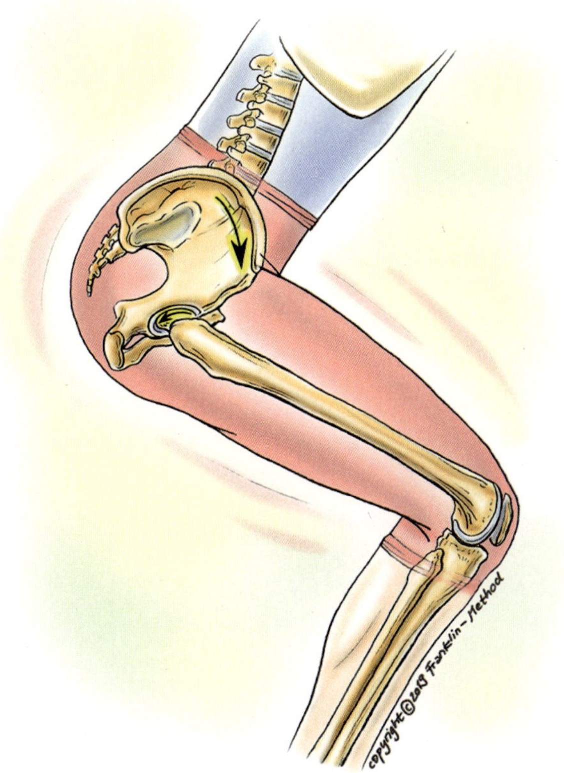

그림 36. 웃카타사나(의자 자세): 골반은 대퇴골두 위에서 앞쪽으로 회전하고, 대퇴골두는 비구 중심에서 뒤쪽으로 회전한다.

트리코나사나(Trikonasana) : 삼각 자세

이 자세는 이미지 연습에 매우 적합하다. 자세의 이름에서 알 수 있듯이 균형 잡힌 자세임을 알 수 있다.

"삼각형의 3개 꼭지점을 찾고, 그 3점을 연결하는 선을 균등하게 이어보세요." 이러한 접근은 여러분의 내부에서 이루어진다. 꼭지점(손과 양쪽 발)을 찾는다 라는 것은 여러분이 그 자세에서 어디로 뻗어나가야 할 것인지를 결정하는 사람임을 의미한다.

그러나 많은 강사들은 이 자세를 비롯한 많은 자세들은 마치 건축 프로젝트를 진행하는 것과 같은 관점으로 지도한다. 신체의 한 부분을 회전시키면서 발의 위치를 특정 각도에 위치시키고, 다른 신체 부분을 들어올리고, 다른 부분을 뻗으라 한다. 이러한 방식은 한 가지 자세를 취하기 위해 지속적으로 조율하고 있는 상태의 신체 부위들이 마치 단절되어 있는 것처럼 느끼게 한다.

간단한 다른 방법은 받침점이 고관절 앞쪽에 위치한다고 생각하는 것이다. 먼저 관절의 위치를 명확하게 느끼고 머릿속에 떠올리는 것이 핵심이다. 삼각 자세를 취하기 위해 고관절을

정확한 지점에 위치시킬 수만 있다면, 사실 다 된 것이나 마찬가지이다.

골반과 관련된 동작 지시는 무엇이고, 어떤 잘못이 발생할 수 있을까?:

- "고관절을 굴곡하세요"는 흥미로운 동작 지시이다. 많은 강사들이 올바르게 말을 하고 있지만, 사람들은 그 말들을 이해하지 못하거나 자신들의 고관절이 어디에 위치하는지를 제대로 알지 못한다. 대부분의 사람들은 고관절이 골반의 위에 있다고 생각한다. 만약 그들이 이러한 생각으로 고관절을 움직인다면, 원래의 고관절 굴곡과는 완전히 다른 동작을 하게 될 것이다.
- "위쪽 엉덩이를 앞쪽으로 가져 오세요"는 여러분이 앞쪽 다리의 고관절을 굴곡하지 못하게 만들 것이다. 만약 여러분이 삼각 자세에서 오른쪽으로 간다면, 오른쪽 다리의 고관절이 굴곡할 것이다. 이것은 오른쪽 골반이 대퇴골에 대해 안쪽으로 회전하고, 왼쪽 골반(위쪽 골반) 이 가쪽으로 회전한다는 것을 의미한다.
- "꼬리를 뒤쪽 발꿈치 쪽으로 길게 늘어뜨리세요"의 동작 지시는 여러분의 해석에 따라 다양한 효과를 가질 수 있다. 이 동작 지시를 통해 천미관절로 불리는 천골과 미골사이의 관절을 굴곡함으로써 골반저 근육을 긴장시킬 수 있다. 이 동작 지시는 천장관절의 안정성을 감소시키는 천골의 카운터뉴테이션을 일으킬 수도 있다. 이 반응들은 지탱하는 쪽 다리의 고관절 굴곡을 어렵게 만든다.

- "가슴을 펴세요"는 좋은 생각처럼 들리고, 항상 우리가 해야 할 것처럼 들린다. 그러나 삼각 자세에서 가슴을 펴기 위해, 가슴을 하늘 쪽으로 회전하는 것은 흉추의 비틀림을 초래한다. 이런 동작을 할 때 팔을 편안하게 뻗기 보다는 뒤쪽으로 뻗는다고 생각하면서 수행해야 한다.
- "등을 벽에 기댄다고 생각해보세요" 또는 "당신이 두 유리창 사이에 껴 있다고 생각해보세요." 이것들은 매우 정적인 동작 지시인데, 그 이유는 유리나 벽돌이 사람의 본질과 점탄성을 반영하지 않기 때문이다. 무심코 유리가 깨지는 상상을 하거나 차갑고 거친 벽면을 떠올린다면 어떻게 될까?

이미지, 동작 지시 및 방법:

- 여러분의 고관절을 찾아 보자. 고관절의 작용을 보여주기 위해 한 손은 주먹(대퇴골두)을 쥐고, 다른 손(비구)을 오목하게 만들어 주먹쥔 손 위에서 활주해 보자.
  이것은 고관절을 굴곡할 때 대퇴골두 위에서 활주하는 비구를 보여주는 좋은 모델이다.
  마치 골반이 대퇴골두 위에서 활주하듯이 삼각 자세를 취해 보자.
  마치 골반이 대퇴골두를 뒤쪽과 위쪽으로 활주하듯이 삼각 자세를 벗어남으로써 이것을 강화해 보자.
- 삼각 자세를 취하는 것은 마치 눈을 덮는눈 눈꺼풀처럼 골반이 대퇴골두를 활주하는 형태이다. 이번에는 골반을 앞쪽 다리에 물을 쏟아 붓는 커다란 주전자라고 생각해 보자.
- 좌 · 우 골반이 다른 일을 하는 자세는 보행 시 일어나는 것과 비슷하다.
  여러분은 기능적 움직임 패턴을 연습하는 실험 장치로서 이 자세를 이용할 수 있다.
  여러분이 좌 · 우 골반의 반대 회전을 이해한다면, "좌 · 우 골반"을 쥐어짤 수 있는 스펀지라고 생각할 수 있다: 아래쪽 골반은 안쪽으로 회전하고,
  위쪽 골반은 가쪽으로 회전한다. 삼각 자세를 취할 때 이러한 이미지를 잘 보여 주기 위해, 여러분은 양 손으로 스펀지를 비트는 모습을 보여 줄 수 있다(**그림 37** 참조).
- 여러분은 몸을 천칭(저울)처럼 생각할 수도 있다(**그림 38** 참조, 반달 자세의 천칭 이미지를 보여준다).

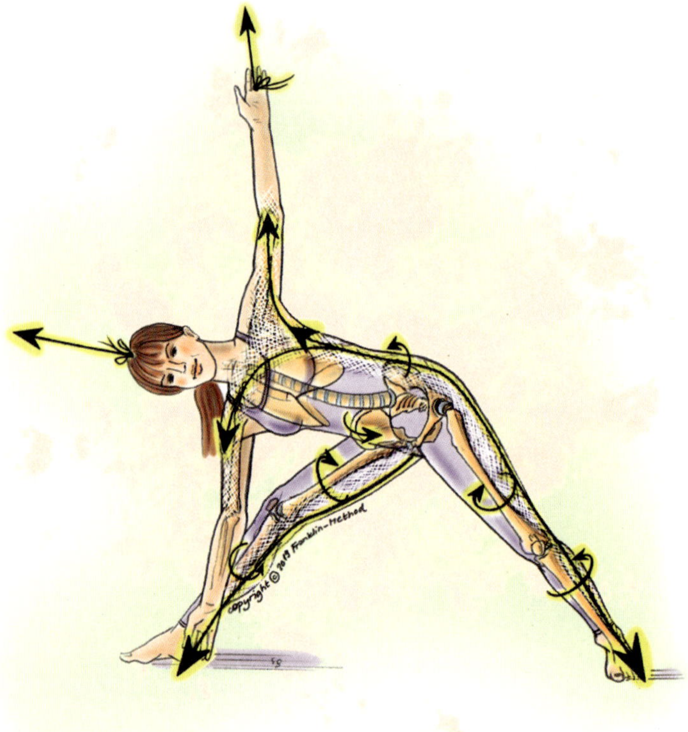

그림 37. 트리코나사나(삼각 자세): 고관절에 초점을 맞춤.

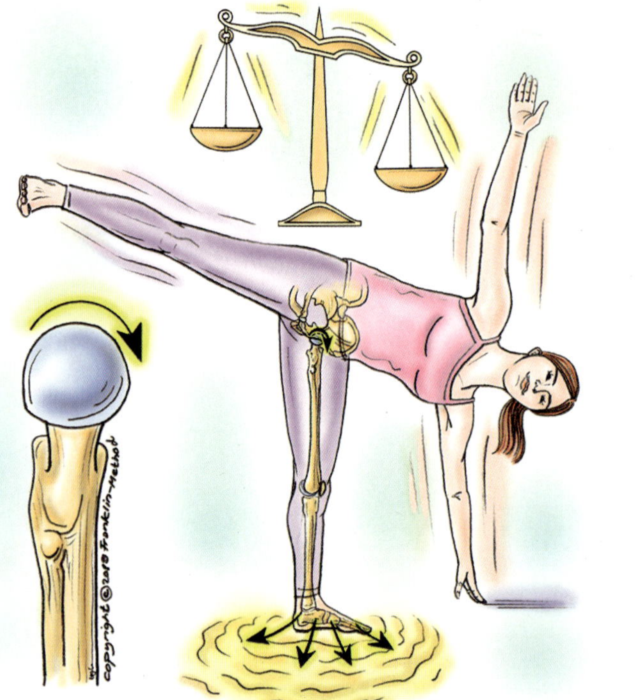

그림 38. 천칭과 같은, 아르다 찬드라사나(반달 자세).

나바사나(Navasana): 보트 자세

보트 자세는 놀라운 고관절 굴곡 자세이며, 요근의 안정성을 강화할 수 있는 기회이다.

골반과 관련된 동작 지시는 무엇이고, 어떤 잘못이 발생할 수 있을까?

- "미골을 바닥 쪽으로 길게 늘어뜨리고, 치골을 배꼽 쪽으로 당기세요." 이러한 동작 지시가 제시하듯이, 골반을 하나의 단일체로 생각하면, 여러분은 고관절 굴곡을 척추 굴곡으로 대체할 수 있다. 이 동작 지시가 속근육(local muscle)을 활성화시킬 수 있지만, 속근육의 활성화가 효율적으로 일어나지 않을 수 있다; 오히려, 속근육의 기능 저하로 몸통의 안정화 역할을 제대로 해내지 못한다면, 보상 작용으로서 복직근과 외복사근이 과활성화되어 원래의 역할인 움직임을 잘 할 수 없게 된다.
  복직근은 겉근육(global muscle)이지, 속근육이 아니다. 외복사근은 몸통을 회전하고, 움직임과 호기(날숨)를 돕는 겉근육이다.
  속근육은 다열근처럼 여러 개 척추뼈의 극돌기에 부착하는 근육이다.
  속근육은 인체가 움직이는 방향과 관계없이 겉근육보다 먼저 활성화(근수축)하고, 건강한 사람의 경우에는 수의적 근수축을 요구하지 않는다.

이미지, 동작 지시 및 방법:

- 보트 자세는 균형 잡힌 자세이지만, 위에서 언급한 것처럼 고관절 굴곡근(주로 장요근)을 강화시킨다. 특히 좌식 생활을 하는 사람들의 대부분은 골반의 뒤쪽 부분으로 앉는 경향이 많고, 이로 인해 고관절의 굴곡 기능이 많이 사용되지 않는다. 보트 자세는 고관절 굴곡과 척추 안정화를 향상시키기 좋은 방법이다. 요추의 정확한 자세는 대요근이 어떻게 활성화되는지를 결정한다. 요추 전만의 증가는 척추의 횡돌기에서 시작하는 대요근의 심층 부분을 활성화시키는 반면, 요추가 굴곡된 경우는 추골과 추간판에서 기시하는 대요근의 천층 부분을 활성화시킨다.
- 속근육을 활성화하고 횡격막과 골반저를 강화하기 위해, 횡격막의 움직임에 집중한다. 횡격막은 흉곽을 안정화시킬 때 활성화되지만, 호흡을 하기 위해서는 계속 작용해야 한다. 이 자세를 취하면, 횡격막과 복벽이 완전히 작용하여 속근육과 횡격막을 자연스럽게 강화시킬 수 있다.
- 보트 자세를 취할 때, 어깨와 목을 이완시킨 것이 중요하다(**그림 39**). 양쪽 어깨가 아이스크림처럼 녹는다고 상상해 보자. 머리가 환추 위에서 균형 잡히도록 한다. 이 영역들을 이완시키는데 집중함으로써 턱과 목 뒤쪽 부위의 긴장을 풀어 준다.

- 대퇴골두가 비구 중심에 놓여지게 되는 것을 생각해 보자. 여러분은 대퇴골두가 비구 안으로 떨어지는 이미지를 떠올릴 수 있다.
- 이 자세를 취할 때 발생하는 하나의 우려는 아래의 그림처럼 팔과 다리를 모두 앞으로 뻗으면서 연습하는 것이다. 여러분이 이 자세의 의도를 이해하지 못하고 아름답게만 수행한다면, 이 자세가 갖고 있는 매력을 놓칠 수 있다. 처음에는 양쪽 무릎을 굴곡한 채(발이나 발꿈치를 바닥에 대고), 이 자세를 수행해 본다. 체중을 삼각대의 기준점(양쪽 좌골과 미골)에 두고 균형을 맞춘다.

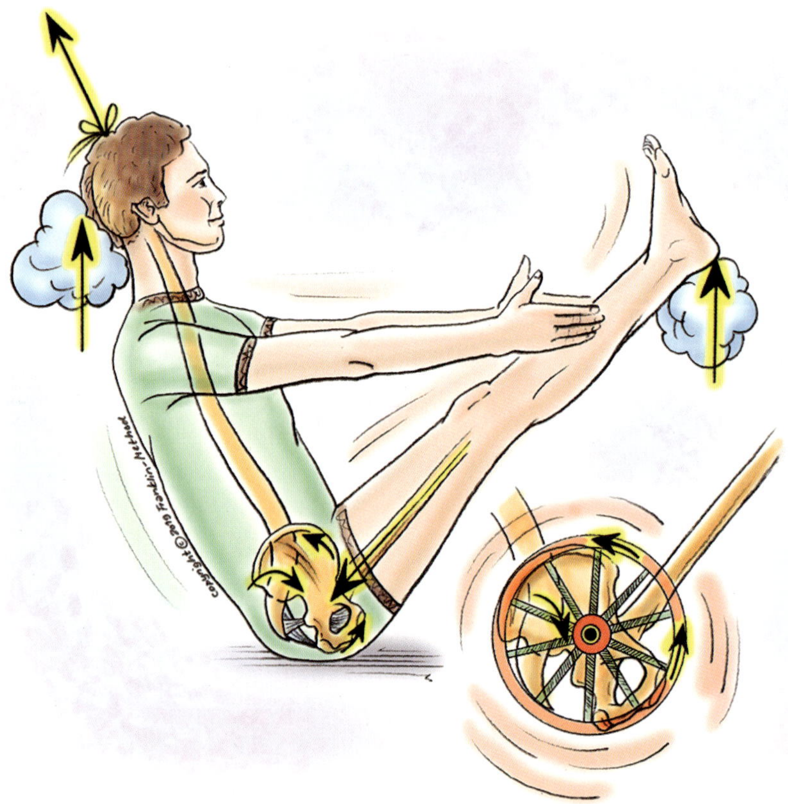

그림 39. 나바사나(보트 자세): 고관절에 초점을 맞춤.

나타라자사나(Natarajasana): 춤신 자세

창조, 유지, 파괴의 춤신인 시바(Shiva)를 기리기 위해, 이 자세는 정적 자세일 뿐이며, 절대로 동일한 자세를 두 번하지 않아야 할 것이다. 한쪽 고관절만 신전하는 나타라자사나는 일상에서 우리가 하는 모든 고관절 굴곡을 해결하는 훌륭한 방법이다.

골반과 관련된 동작 지시는 무엇이고, 어떤 잘못이 발생할 수 있을까?:

- "허리를 압박하지 마세요"와 "치골을 들어 올리고 미골을 아래쪽으로 당기세요." 또는 "양쪽 엉덩이를 정면으로 향하게 하세요"와 같은 동작 지시는 양쪽 골반의 자연스런 반대 회전의 동적 안정화를 방해할 것이다. 등이 압박을 받는 이유는 무엇인가? 척추의 앞쪽은 늘어나고, 척추의 뒤쪽 관절은 자연스럽게 신전할 것이다. 치골을 들어 올리면, 지탱하는 쪽 다리의 고관절을 굴곡하기가 어려워질 것이다. 미골에 대한 동작 지시가 왜 많은 편인가? 미골을 아래쪽으로 당기면 골반의 안정성이 감소한다. 이 동작 지시들은 골반 내의 자연스런 균형을 방해한다. 골반의 반응 없이 한쪽 다리의 무거운 무게가 여러분 뒤쪽으로 움직이면, 천장관절과 고관절이 긴장되고 비틀림이 일어날 것이다.

이미지, 동작 지시 및 방법:

- 이 자세는 다리가 뒤쪽으로 움직일 때처럼 움직이는 쪽 다리가 대퇴골두가 비구 안에서 앞쪽으로 활주함을 상상할 수 있는 좋은 기회이다(고관절은 구상관절이기에).
- 비구가 대퇴골두 위에서 활주하는 것을 상상해 봄으로써 지탱하는 다리 쪽의 균형잡힌 고관절 굴곡을 경험해 보자.
- 양쪽 골반을 반대방향으로 비틀리는 스펀지로 상상해 보자(**그림 40**). 지탱하는 쪽 다리의 골반은 안쪽으로 회전하고, 움직이는 쪽 다리의 골반은 가쪽으로 회전한다. 들어 올려진 다리 쪽의 골반이 가쪽으로 회전하는 만큼 그 쪽 다리가 안쪽으로 회전하는지를 살펴보자. 이 회전들은 마치 양쪽 고관절이 신전되는 것처럼 느끼고 보이도록 서로 보완하지만, 실제로 이 자세는 균형을 유지하면서 반대 회전하는 형태를 띠고 있다.
- 여러분의 몸을 3차원으로 부드럽게 매달아 놓음으로써, 이 자세를 지탱하는 줄을 상상해보자(**그림 41**).

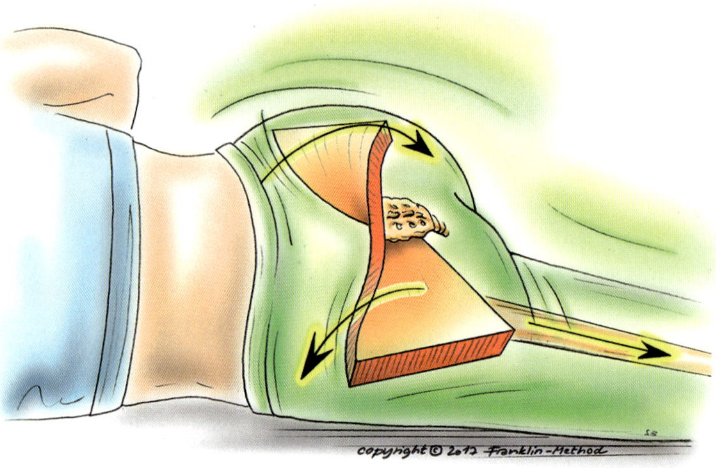

그림 40. 나타라자사나(춤신 자세): 양쪽 골반을 비튼 상태.

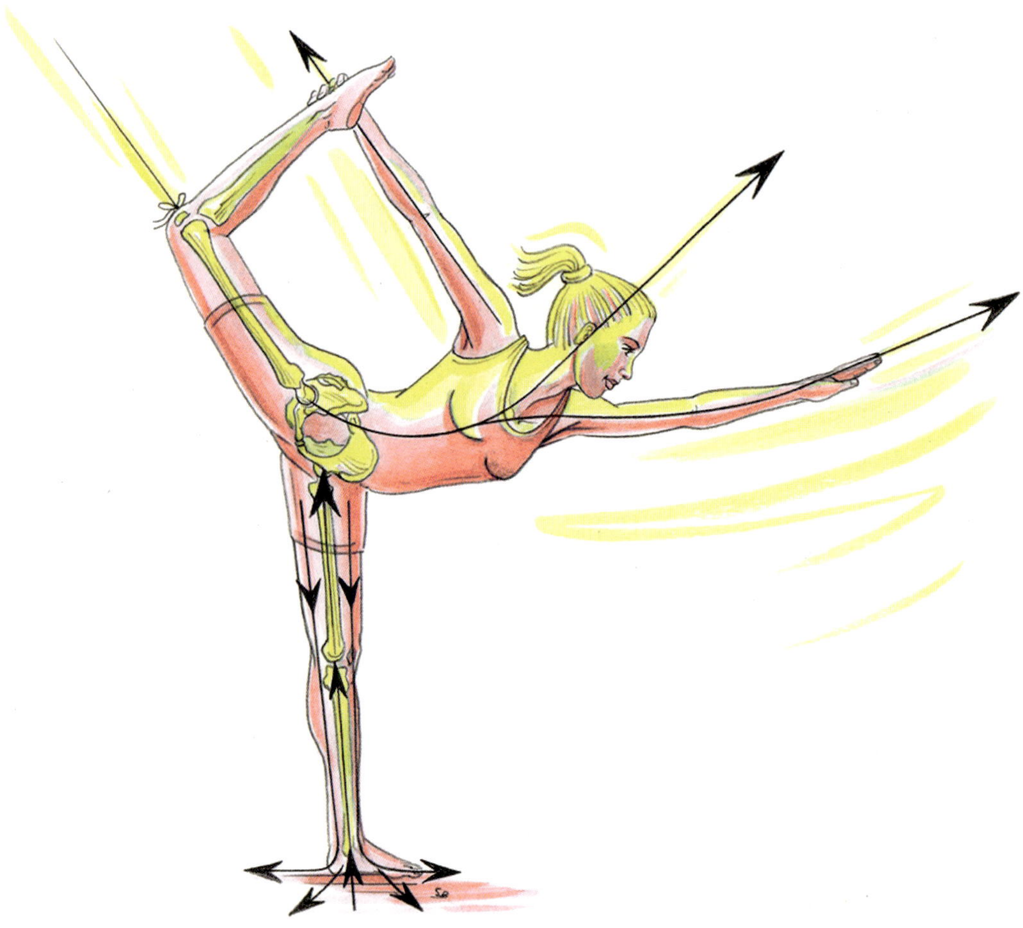

그림 41. 나타라자사나(춤신 자세): 고관절에 초점을 맞추고 대퇴골두로 균형을 잡는다.

브르크사사나(Vrksasana) : 나무 자세

오래 전(우리가 상상할 수 있는) 어느 날, 한 명의 요가 수련자가 한쪽 다리로 선 자세를 취했다. 그는 양 팔을 벌린 채 약간의 움직임만 허용하는 부동 자세를 취했고, 어떤 다른 사람이 곁에 다가와 균형을 유지하는 수련자를 보고 나무처럼 생겼다고 말했다. 이 수련자의 자세는 나무의 모든 요소를 보여 주어야 했다: 튼튼한 기반, 뿌리 내림과 들림의 균형, 그리고 유연한 흔들림과 부동 자세.

오늘날에는 위의 나무 자세가 다양한 형태로 변형되고 있다. 각 변형은 균형을 필요로 하며, 자세의 변형들이 생길 때마다 실제로 지속적인 변화가 일어난다. 여러분은 이런 변화를 예측할 수 없고, 다음의 나무 자세가 어떻게 변할 것인지를 알 수 없는데, 그 이유는 다가올 변화가 가변적이고, 이 나무 자세가 사람 자세의 일부이기 때문이다. 요통이 있는 사람들은 움직임의 가변성이 줄어든다. 몸의 특정 부위들만을 혹사시키면서 몸의 다른 부위와의 균형을 잃어버리기 때문이다. 그러므로 모든 자세의 가변성을 소중하게 생각해야 한다.

나무를 살펴보자: 뿌리는 줄기 아래에 위치하고, 가지들은 여러 방향으로 뻗어 있다. 나무는 절대로 가만히 있지 않는다; 나무는 바람과 폭풍에 의해 휘어질 수 있다. 나무가 딱딱한 사물이라면, 나무 자체가 세상에 존재할 수 없을 것이다. 나무는 땅과 연결되어 있어 튼튼하며 바람이나 생명에 의해 움직여질 수 있기 때문에 튼튼하다.

자세를 취할 때 균형을 유지하는 목적 중 하나는 가동성 내에서 안정성을 찾는 것이다. 만약 우리가 수련할 때 긴장과 균형을 동일시한다면, 우리가 무언가에 걸려 넘어지거나 계단에서 넘어지는 것으로부터 우리 자신을 지켜낼 수 있고, 우리의 반응은 향상될 수 있을 것이다. 만약 균형을 잡기 위해 많은 근육을 사용하고 힘을 줘야 한다면, 우리는 쉽게 피로해질 것이다.

골반과 관련된 동작 지시는 무엇이고, 어떤 잘못이 발생할 수 있을까?:

- 몇몇 사람들은 나무 자세의 핵심이 무릎을 최대한 바깥쪽으로 향하게 하는 것이라고 생각한다. 그런 생각으로 자세를 취하면 골반이 잠기는 듯한 느낌을 받게 되고, 골반 전체가 앞쪽과 측면으로 이동하는 경향을 가진다. 즉, 무릎을 바깥으로 향하면, 골반과 요추가 함께 회전하게 된다. "엉덩이를 정면으로 향하게 하거나 중심에 위치시켜 주세요"라는 동작 지시가 이러한 문제를 줄여주지만 다리를 들어 올릴 때 그쪽 골반 내에서 발생하는 내부 평형과 반대 회전의 가능성은 여전히 남아 있다.
- 골반의 이러한 이동을 일으킬 수 있는 다른 방법은 복부 근육을 수축하여 미골을 안으로 말아넣는 것이다. 여러분이 지탱하는 쪽 다리의 비구 안에 대퇴골두가 위치하고, 또 골반이 그 대퇴골두 위에 위치함을 느낄 수 있으면, 여러분의 균형은 더욱 동적이면서 더욱 안정적일 것이다.

- 많은 서기 자세에서 볼 수 있는 다른 어려운 점은 "키를 더 크게 하는 노력"이다. 요가 강사가 척추를 길게 들어 올리라고 말하지만, 이것은 가슴을 앞으로 내밀게 만들거나 골반으로부터 흉곽을 들어 올리게 만들 수 있다. 이러한 동작은 흡기(들숨)를 계속 유지시킨다. 신체의 척추를 실제로 느끼고 길게 들어 올릴 수 있다면, 이것이 인상적으로 보이지 않지만, 실제 호흡과 공간의 내적 감각 그리고 모든 측면으로 들어올려지는 감각을 알 수 있게 만들 것이다.
- 여러분이 나무 자세에서 "족궁을 들어 올리세요"또는 "무릎을 잠그세요"의 동작 지시를 따르면, 여러분은 균형을 유지하는데 필수적인 능력인 자세의 자연스러운 흔들림을 잃어버리게 될 것이다. 시도해 보자: 한 발로 서서 그 발의 족궁을 들어 올리고 (발가락을 들어 올리면 쉽게 족궁을 들어올리 수 있다), 그리고 지탱하는 쪽 다리의 슬개골을 올린다. 이번에는 균형을 맞추기 위해 발바닥을 넓히면서 이것을 다시 시도해 보자. 어느 쪽이 균형을 더 잘 맞추는데 도움이 되는지를 느껴 보자.
- "골반 앞쪽을 들어 올리세요" 또는 "엉덩이를 들어 올리세요"의 동작 지시는 종종 전신을 들어 올리게 되며, 이로 인해 흉곽이나 어깨가 모두 올라갈 수 있다. 이 동작 지시로 우리가 진정으로 해결하고자 하는 문제는 몸을 바치고 있는 다리쪽으로 점점 주저앉게 되는 것이다.

이미지, 동작 지시 및 방법:

- 오크 나무의 원통형 줄기처럼 3차원의 몸통 모습을 상상해 보자. 몸통의 앞면, 뒷면, 옆면을 느낄 수 있는가?
- 팔의 뼈들을 어린 묘목의 생기 있고, 푸르고, 휘어질 수 있는 가지처럼 상상해 보자. 가벼운 느낌과 들어 올림의 느낌을 돕기 위해, 바람을 잡는 것처럼 팔과 손가락에서 싹이 나고 살랑살랑 소리가 나는 잎의 가벼움을 상상해 보자. 그리고 태양의 따뜻함과 빛을 받기 위해 머리를 햇빛 쪽으로 돌리는 것을 상상해 보자.
- 대퇴골두의 중앙에 체중이 놓여 있는 것을 느낄 수 있는가? 언젠가 하늘을 찌르는 것이 목표인 어린 묘목과 같이 위로 올라오는 힘을 상상해 보자.
- 골반의 지점(표식점)들을 만져보고, 들어 올린 쪽 다리를 바깥쪽으로 회전할 때, 골반 지점과 허벅지 사이의 차이점을 느낄 수 있는지 확인한다. 들어 올린 쪽 다리에서 골반 지점이 안쪽으로 회전할 때 허벅지가 똑같이 바깥쪽으로 회전하는지 상상해 보자.

- 나무 자세를 취해 보자. 여러분의 양 발이 매우 펼쳐져 있음을 상상하자; 양 발이 뻗어 나가는 것이 아니라, 여러분이 딛고 있는 부드러운 땅 속으로 뻗어 나간다. 발이 땅에 접촉하는 모든 지점에서 뿌리가 내린다는 것을 상상해 보자(**그림 42**). 이 뿌리들이 얼마나 깊게 내리는 지를 느낄 수 있는가? 뿌리들의 두께와 크기가 얼마나 되는가?

- 이 아사나의 또 다른 신뢰할 수 있는 이미지는 힘을 들이지 않고 정상적이고, 건강하고, 완벽한 흡기(들숨)와 호기(날숨)을 해서 숨을 쉴 수 있도록 하는 것이다. 만약 이렇게 되고 있다면, 균형을 잘 잡을 것이고, 한쪽 다리로 서 있는 것을 방해하는 긴장감이 없을 것이다.

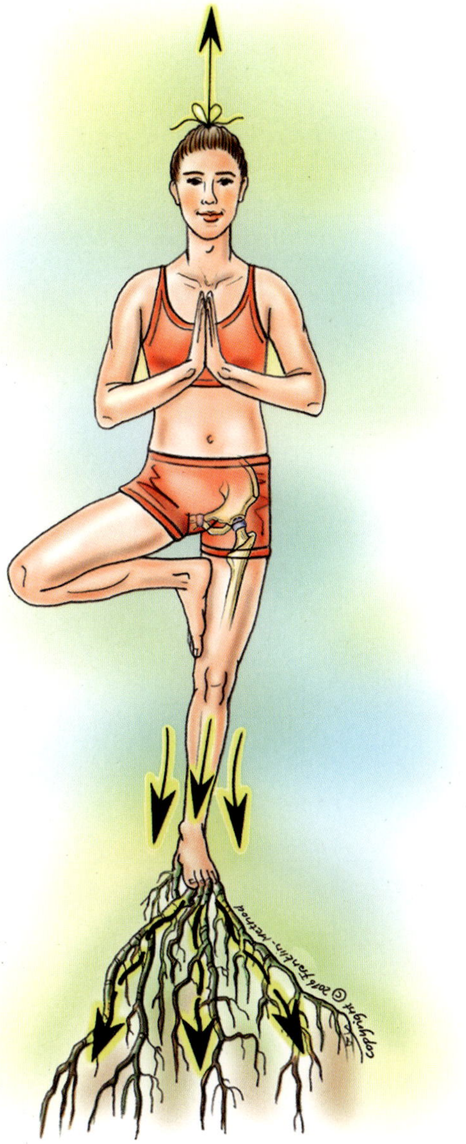

그림 42. 브르크사사나(나무 자세): 고관절에 초점을 맞춤.

에카 파다 아도 무카 스바나사나 (Eka Pada Adho Mukha Svanasana)와 파리브리타 에카 파다 아도 무카 스바나사나 (Parivrtta Eka Pada Adho Mukha Svanasana): 세발로 서서 머리 숙인 강아지 자세와 세발로 서서 몸통을 비튼 강아지 자세

닫힌 사슬(발이 지면에 닿은 상태)에서 지탱하는 쪽 다리의 고관절을 굴곡하는 동작이다. 이 동작은 나무 자세에서 일어나는 것처럼 비구 안에서 대퇴골두가 움직이지 않고, 비구가 대퇴골두 위에서 움직이는 것이다. 들어 올린 쪽 다리의 고관절을 신전하면, 그쪽 골반은 반대 회전을 할 것이다(**그림 43**). 이 모든 것은 거꾸로 뒤집혀진 변형된 지렛대처럼 수행된다.

골반과 관련된 동작 지시는 무엇이고, 어떤 잘못이 발생할 수 있을까?:

- 첫 번째 버전에서, "엉덩이를 정면으로 향하게 하세요"나 이와 비슷한 동작 지시를 듣는다. 여러분의 양쪽 다리가 서로 반대 방향으로 향하고 있기 때문에, 이러한 동작 지시를 따르기가 불가능하다는 것을 느낄 것이다. 이러한 동작 지시는 힘의 흡수 장치와 분배 장치인 골반의 기능에 반대 작용을 동작 지시한다.
- 비틀림 버전의 경우, 위쪽 고관절을 하늘 쪽으로 향하도록 돌리라는 동작 지시가 일반적인 동작 지시이며, 이것은 척추를 회전하게 만든다. 그러나 지탱하는 쪽 골반에서 무엇이 일어나는 지에 대한 동작 지시도 중요한데, 그 이유는 골반의 돌림이 지탱하는 쪽 다리의 바깥 쪽으로 전신을 기울이고, 또 필수적인 양쪽 다리의 외전을 방해할 수 있기 때문이다.

이미지, 동작 지시 및 방법:

- 지탱하는 다리 쪽의 고관절 동작에 중점을 둔다. 엉덩이의 주름이 접힐 수 있다. 뒤쪽 다리를 뻗은 정도가 앞쪽 골반의 굴곡과 같다고 상상해 보자.
- 고관절 굴곡을 향상시키기 위해, 허벅지 쪽으로 접근하는 골반 지점(ASIS)을 상상해 본다.
- 비틀림 버전의 경우, 위쪽 골반 지점이 바깥쪽으로 돌아갈 때 안쪽으로 돌아간 아래쪽 골반 지점과 함께, 바닥에 있는 다리 쪽으로 돌아간 골반을 느껴 본다.

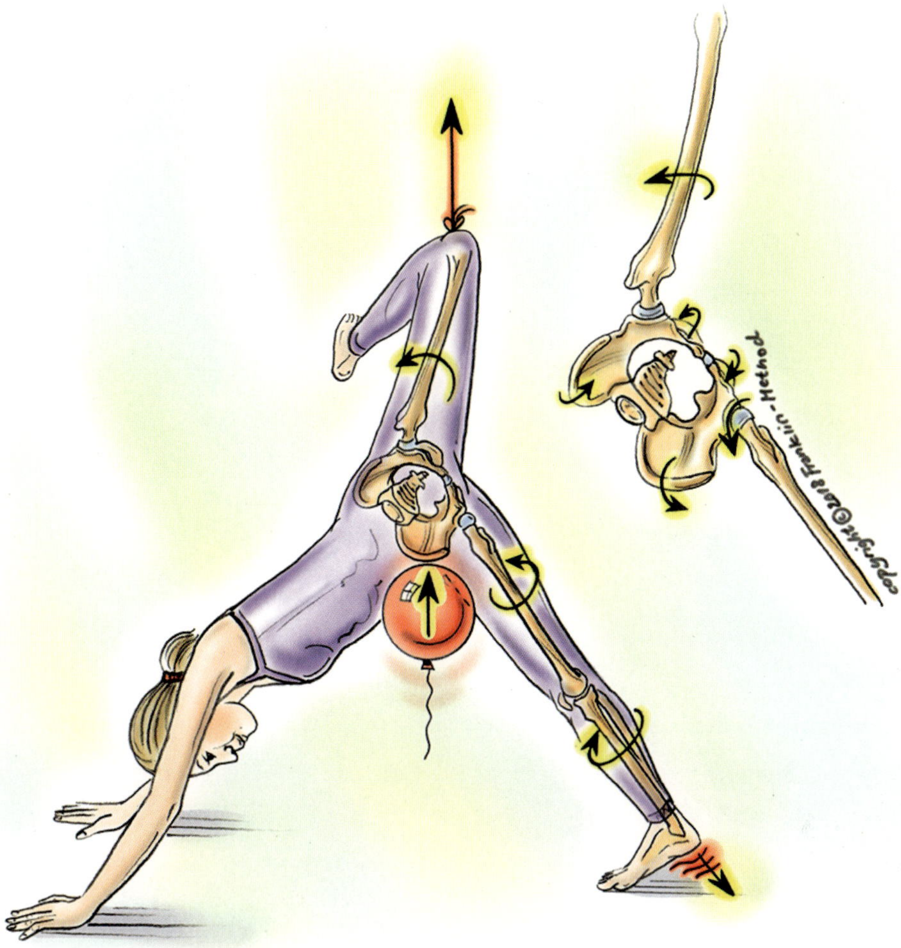

그림 43. 에카 파다 아도 무카 스바나사나(세발로 서서 머리 숙인 강아지 자세)와 파리브리타 에카 파다 아도 무카 스바나사나(세발로 서서 몸통을 비튼 강아지 자세).

아쉬와 산찰라아사나(Ashwa Sanchalasana): 기마 자세

요가 수업 중에 누군가가 기마 자세를 취할 때 우리는 말을 타는 사람이 되어야 하는지 아니면, 말 자체가 되어야 하는지 물어본 적이 있다. 이 자세는 여러분이 보는 관점에 따라 매우 달라질 수 있다. 여러분은 말을 타는 사람으로 말이 무엇을 하든지 움직일 수 있도록 반응이 좋고 적응력이 있어야 한다. 바닥에 있는 등자 대신에 부력을 느껴야 한다. 말이 된다면 꼬리를 들어 올릴 수 있고, 두 다리가 아닌 네 다리가 땅에 닿아서 쉽게 움직일 수 있을 뿐만 아니라 바닥에 붙어 있는 느낌을 느낄 수 있다.

여러분은 다음 두 가지를 모두 알 수 있다: 부력과 가동성의 느낌뿐 아니라, 안정성 느낌. 여러분이 원하고자 할 때 기마 자세에서 움직일 수 있는가? 여러분이 원할 때 자세를 멈추고 땅과 연결할 수 있는가?

골반과 관련된 동작 지시는 무엇이고, 어떤 잘못이 발생할 수 있을까?:

- "허벅지를 뒤로 밀고 미골을 아래로 길게 늘어뜨리세요." 만약 허벅지가 너무 벌어지면, 볼기근이 수축하고 뒤쪽 골반저의 작용을 막아, 골반저가 넓어지는 것과 고관절 굴곡의 작용에 대응할 것이다. 즉, 꼬리를 안으로 말아넣으면, 양쪽 고관절로 설 수 없다. 이러한 동작 지시는 골반을 뒤로 회전시키고 고관절의 접촉 면적을 감소시킨다. 또한 비구순(labrum)으로 불리는 고관절 주위의 연골 고리에 불필요한 압력이 발생한다.
- "척추를 들어 올리세요." 여러분이 고관절을 굴곡하면, 척추의 만곡이 심해질 것이다. 고관절을 굴곡한 상태에서 척추를 똑바로 유지하고 들어 올리면, 긴장이 발생한다. 요추가 전만되어 있는 이유를 명심하자: 바로 직립 보행을 하기 위함이다. 영장류는 요추가 평평하거나 둥글기 때문에, 똑바로 서거나 걷는데 효율적이지 않다.

이미지, 동작 지시 및 방법:

- 골반저를 미골의 끝, 2개의 좌골 및 앞쪽의 치골이 이루는 다이아몬드라고 생각해 보자. 기마 자세를 했을 때, 다이아몬드가 횡으로 넓어진다고 생각해 보자(**그림 44** 참고).
- 골반의 앞쪽을 위쪽으로 그리고 골반의 뒤쪽을 아래쪽으로 회전하는 에너지의 순환을 상상해 보자.

- 여러분의 양손으로 고관절의 굴곡을 느껴 보자: 왼손을 오른쪽 골반 지점에 배치한다. 오른손을 오른쪽의 고관절 주름에 놓고 이것을 느껴 보자. 촛농 한 방울이 든 양초가 고관절의 바깥쪽으로 녹는 것처럼 오른쪽 골반 지점을 안쪽으로 문지를 때, 고관절 주름이 바깥쪽으로 계속 녹는다고 상상해 보자. 한쪽에서 어떤 느낌이 드는지 느껴 보고, 다른 쪽에도 적용해 보자.
- 기마 자세를 취할 때 감아진 스프링처럼 깊어지는 척추의 만곡을 상상해 보자. 코일의 저장된 에너지가 서 있는 상태로 되돌아오는 것을 돕는다고 상상해 보자.

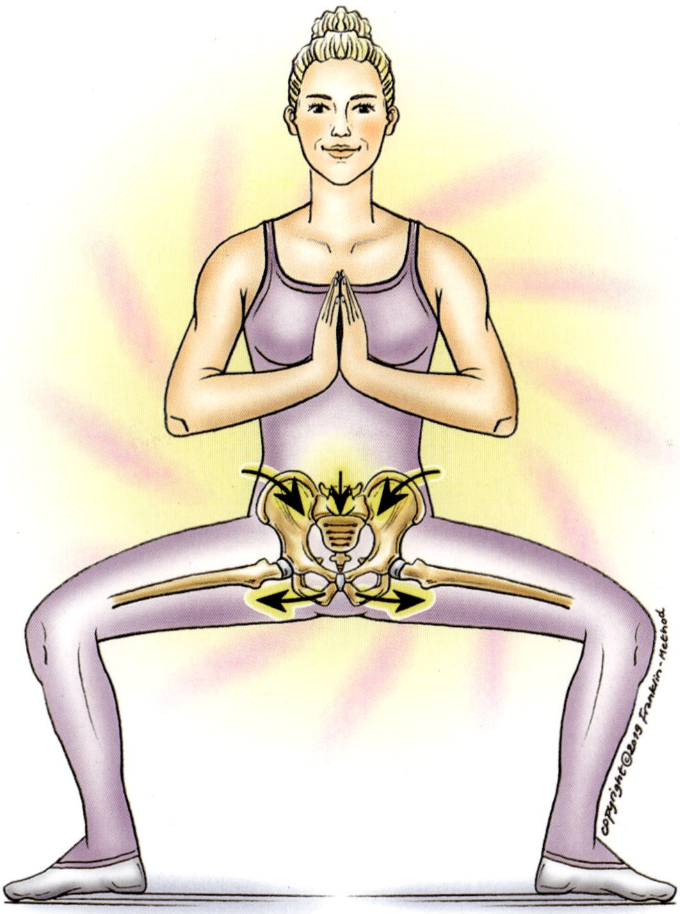

그림 44. 아쉬와 산찰라아사나(기마 자세).

발라사나(Balasana) : 아기 자세

우리가 아기였다면, 여러분의 척추는 여전히 C자 만곡을 가지고 있을 것이다. 머리를 들어 올리거나 (경추 곡선), 걷기를 시작하기 전(요추 만곡)에는, 우리 모두에게 친숙한 S자 모양이 아니다. 아기가 쉬는 자세를 본 사람이라면, 누구나 가장 순수한 형태로 이 자세를 보아 왔을 것이다. 요추 만곡이 평편해지고, 요추 관절이 굴곡하는 현상은 우리가 머리를 들고 보행하기 이전의 시기로 되돌아가는 것이다. 아기 자세는 몸, 마음, 호흡을 위해 영양을 주는 휴식 자세이다. 그러므로 이 자세의 전략은 진정으로 쉴 수 있는 자세를 찾는 것이다.

골반과 관련된 동작 지시는 무엇이고, 어떠한 잘못이 발생할 수 있을까?:

- "이마를 바닥으로 가져 가세요." 머리를 바닥으로 가져 오는 관점에서 보면, 고관절의 굴곡이 약간 없어져서 복부가 접히고 어깨와 목의 긴강이 증가할 수 있다.
- 사람들은 골반의 많은 문제를 해결하면, 이 자세에서 어깨를 부드럽게 하는 데 많은 시간을 보낸다. 골반을 다시 발꿈치 쪽으로 보낼 때 고관절을 실제로 접을 수 있다면, 뒤쪽으로 회전하는 골반의 바퀴 동작과 함께 고관절 굴곡을 통해, 골반저와 좌골의 넓어짐이 발생하는 모든 것을 느낄 수 있다. 이것은 척추 굴곡이나 척추가 둥글게 말아질 필요를 없애고, 복부 근육이 더 이상 제자리에 있을 필요가 없기 때문에 긴장되어있는 것을 풀어준다.
- "자리에 앉아서 발꿈치를 만져 보세요." 이 자세의 목표가 발꿈치를 만지게 하는 것이라면, 일반적인 전략은 신체가 골반을 뒤쪽으로 돌리거나 미골을 당기는 것이다. 이것은 목표로 하는 고관절 굴곡을 억제하고 척추 굴곡을 과장시킨다.

이미지, 동작 지시 및 방법:

- 네발자세로 가면 골반저와 좌골이 좁아지고, 다시 아기 자세로 오면 골반저와 좌골이 넓어짐을 느끼기 위해 네발 자세와 아기 자세를 여러 번 반복해 본다.
- 손과 무릎을 대고 있을 때 손을 그대로 유지한 상태에서 팔이나 머리를 사용해 바닥으로 내려가는 대신 골반을 아기 자세 쪽으로 뒤로 보낸다면, 손이 앞으로 있는 상태에서 "골반을 뒤로"를 생각한다. 이런 식으로 뒤로 움직이면 팔 근육에 수동적인 견인이 생긴다. 머리는 자연스럽게 바닥으로 떨어질 수 있지만, 앉은 자리가 들어 올려지거나 고관절 굴곡이 없어지면, 편한 자세를 찾지 못한다.

- 접혀진 종이처럼 엉덩이 주름의 가장 깊은 지점을 느껴 보자. 이 접힌 곳을 찾았다면, 이것을 부드럽게 펼 수 있는가? 따뜻한 토르티야처럼 부드럽게 접히는 것을 상상해 보자 (물론 안에 치즈를 추가한 이미지를 상상하여 케사디야 엉덩이 같은 이미지를 상상할 수 있다).
- 아기 자세에서 두 좌골결절 사이가 손전등의 불빛이 퍼져나가는 것처럼 넓어지는 것을 느껴 보자(**그림 45**).

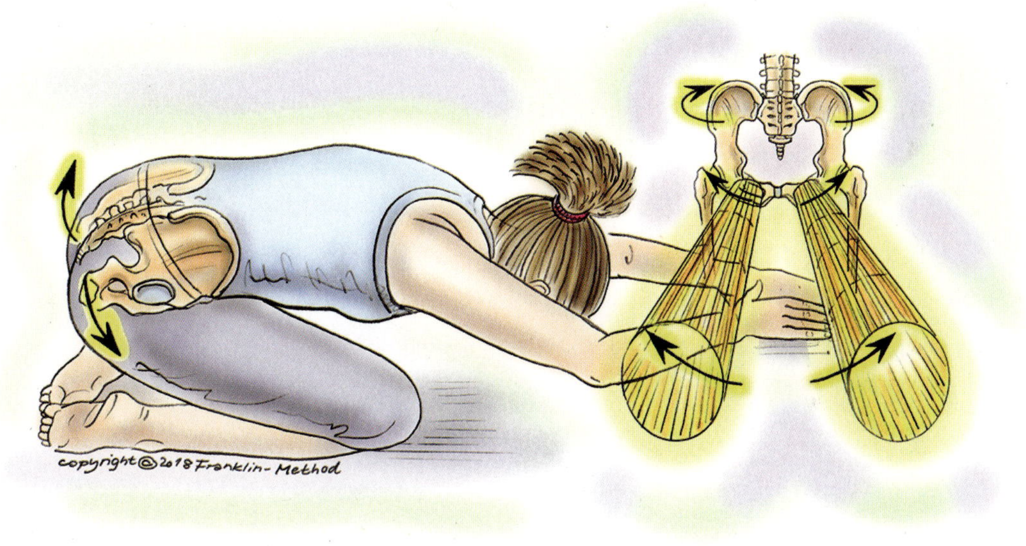

그림 45. 발라사나(아기 자세): 양쪽 좌골을 2개의 손전등이라고 생각해 보자.

말라사나(Malasana): 화환 자세

이 자세에서 우리는 자연스럽게 취하는 자세와 밀접한 관련이 있는 깊은 고관절 굴곡을 받아들인다. 이로 인해 장기의 마사지, 골반저의 스트레칭, 비구의 깊어짐이 발생한다.

골반과 관련된 동작 지시는 무엇이고, 어떤 잘못이 발생할 수 있을까?:

- "골반저를 들어 올리세요." 고관절 굴곡, 특히 깊은 고관절 굴곡은 골반저를 원심성으로 길어지게 한다. 이로 인해 호흡이 억제되고 긴장이 유발된다. 물라 반다(Mula bandha) 또는 뿌리 잠금은 특정한 크리야(kriya, 정화 행법), 프라나야마(pranayama, 특히 쿰바카 [kumbhaka] 도중/호흡 유지 중), 에너지 흐름을 이동시키거나 멈추거나 방향을 변경하기 위한 에너지 활동이다(Iyengar, 1966, 437p 참고). 이것은 단순히 골반저 근육을 활성화시키거나 들어 올리는 것과는 다르다.
- "척추를 길게 하세요." 고관절 굴곡이 깊게 된 상태에서 이것을 시도하면, 천골이 카운터뉴테이션되어 고관절의 굴곡이 어려워지고, 등 근육의 긴장감이 증가한다. 카운터뉴테이션도 골반 자체의 안정성을 떨어뜨린다.

이미지, 동작 지시 및 방법:

- 체중이 발가락이나 발꿈치에만 가해지지 않도록, 발 아래의 균형점을 찾는다. 이 때 발꿈치 밑에 담요를 놓거나 좌골 밑에 블록과 같은 받침점을 놓는 것도 필요할 수 있다.
- 아기 자세에서와 같이, 좌골 사이의 공간이 횡으로 넓어지는 것과 엉덩이 주름이 부드러워지고 깊어지는 것을 상상해 보자(**그림 46**과 **그림 47**).

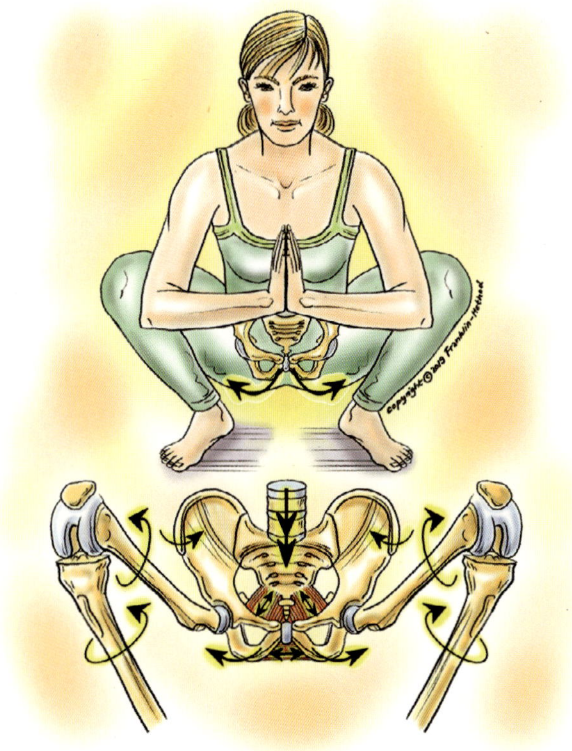

그림 46. 말라사나(화환 자세): 천골, 좌골 및 골반저의 움직임.

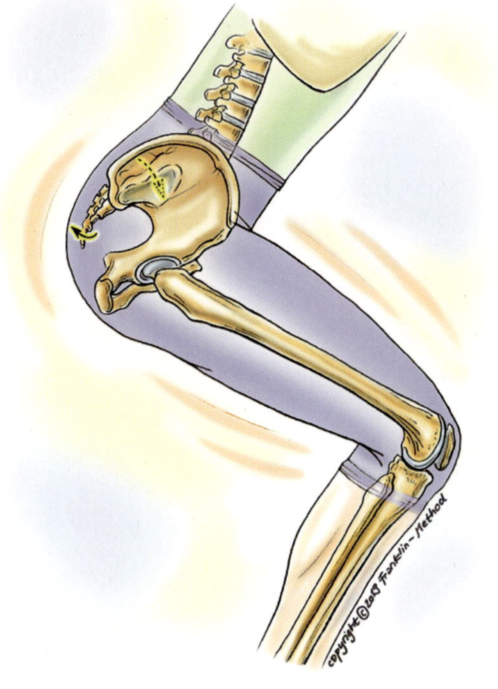

그림 47. 말라사나로 내려 앉을 때(화환 자세)의 천골 움직임.

세투 반다사나(Setu Bandhasana): 교각 자세

요가 강사가 사용하는 동작 지시들은 일반적으로 강사들이 배운 내용을 자신들에 맞게 바꾸어 사용한다. 한 강사는 교각 자세에서 볼기근의 긴장감을 이완시키는 것이 이 자세를 더 잘 할 수 있게끔 만든다는 것을 발견했을 수도 있다. 이 강사는 이런 방법을 동작 지시로 공유할 수 있고, 책을 쓰거나 훈련을 이끌 수 있고, 또 많은 사람들이 이게 유일한 방법이라고 믿을 수도 있다. 이제는 이것은 법칙이 된다. 만약 교각 자세를 한다면, 볼기근을 이완시켜야 하는데, 이로 인해 이 자세가 기능적인 관점에서 어떻게 작동하는지 탐구할 수도 없고, 나타나지 않을 수도 있다.

교각 자세의 요점은 무엇인가? 이 자세를 왜 수행하는가? 여러분이 교각자세에 대해 들었던 내용이 교각자세를 수행하는 방법, 또는 단순히 볼기 근육을 어떻게 해야 한다는 것, 그리고 왜 교각 자세를 취해야 하는지에 대한 불충한 이유가 전부라면 이러한 질문들은 매우 중요하다. 특히 지금까지 교각 자세에 대해 들어온 것이 단지 동작을 시작하고 마무리하는 방법, 볼기근의 힘을 주는 것이 핵심이라는 정도의 피상적인 설명이라면 말이다. 만약 당신이 오늘 침대에서 일어나는 이유가 단지 볼기근에 힘을 주기 위해서라면, 일어나려는 의욕 자체를 잃어버릴지도 모른다.

어떤 요가 아사나를 하더라도 이것이 가장 중요할지도 모른다. 무엇을 하는지 보다, 어떻게 하는지를 알아야 한다. 그리고 마음 속의 이미지가 현재의 교각 자세를 향상시킨다면, 이것은 여러분에게 맞는 것이다. 그리고 어느 누가 이것이 옳은지를 결정하는가? 그렇다. 결국 프라마나(pramana, 바른 지식)를 얻는 3가지 방법은 다음과 같다: 직접적인 경험, 추론, 지식을 가진 다른 사람들의 조언(Yoga Sutras 1.7).

골반과 관련된 동작 지시는 무엇이고, 어떤 잘못이 발생할 수 있을까?:

- "꼬리를 무릎 뒤쪽으로 길게 늘어뜨리세요." 미골과 좌골이 앞쪽으로 움직이면, 이 동작 지시는 볼기근을 수축하게 하고, 천장관절 전체에 힘을 분산시키게 만든다. 이것은 골반이 혼자 움직이거나 앞 · 뒤로 회전할 수 있는 공처럼 움직인다는 신념을 더한다.

이미지, 동작 지시 및 방법:

- 교각이 되자. 신체의 뒷면으로 신체의 앞면을 부드럽게 들어 올려 누군가가 안심하고 건널 수 있는 다리를 만든다고 상상해 보자(**그림 48**). 교각 자세를 수행하면서 신체 뒷면에 어떠한 주름도 남겨지지 않도록 다림질을 한다고 생각한다면, 자세 속에서 굉장히 주관적이면서 개인적인 목표치를 설정할 수 있다. 이런 방식으로 접근하면, 등, 볼기근, 다리 등에 적용되는 올바른 지지를 찾는데 도움이 될 수 있다.

- 교각 자세를 들어 올리기 전에 골반을 흔드는 것부터 시작한다(골반을 앞 · 뒤로 돌린다). 후방경사는 좌골을 무릎 뒤쪽으로 당기는 것으로 상상해 보자. 교각 자세로 들어 올릴 때, 좌골과 미골 사이의 공간을 부드럽게 하면서 좌골이 무릎까지 길어진다고 상상해 보자.
- 천장관절로 힘이 퍼져 고관절이 신전하면, 이 자세가 더 효율적이고 쉽게 될 수 있다.
- 교각 자세로 들어 올리고 스스로 생각해 보자. 나의 몸은 이것을 위해 만들어졌고, 나의 슬괵근은 이 자세를 선호한다. 나의 볼기근은 골반을 위쪽과 앞쪽으로 움직인다.
- 교각 자세의 유용한 버전 중의 하나는 골반을 든 채로 유지하고, 골반저를 마치 넓혔다 좁혔다 하는 것처럼 하면서 미세하게 골반의 경사를 만드는 것이다.

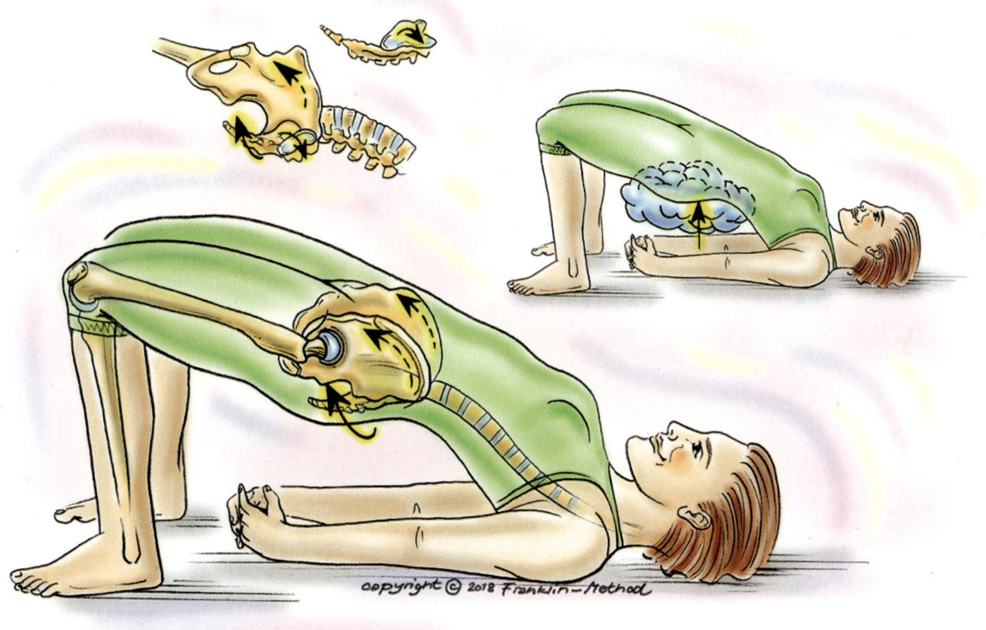

그림 48. 세투 반다사나(교각 자세).

다누라사나(Dhanurasana: 활 자세)와 살라바사나(Salabhasana: 메뚜기 자세)

활 자세와 메뚜기 자세는 모두 고관절의 신전과 척추의 신전을 동시에 한다(**그림 49**). 이렇게 동시에 하는 것은 신체를 펴주는 등 근육을 강화시킬 뿐만 아니라, 앞쪽 근육을 길게 신장시킨다. 이것은 신체 전체에 골고루 퍼지는 힘을 알아볼 수 있는 좋은 기회이므로 어떤 한 관절에서 접혀진 곳이나 구부러진 곳을 들어 올리지 않아도 된다.

골반과 관련된 동작 지시는 무엇이고, 어떤 잘못이 발생할 수 있을까?:

- "치골을 바닥으로 누르세요." 이 동작 자체로 인해 볼기근을 과활성화할 수 있고, 골반의 뒤쪽을 폐쇄할 수 있다.
- "꼬리를 무릎 뒤쪽으로 길게 늘어뜨리세요." 골반의 모든 관절에서 힘이 흡수되면 천골이 약간 뉴테이션된다(앞쪽으로 구르는 바퀴처럼 골반에 대하여, **그림 50**).

이미지, 동작 지시 및 방법:

- 치골이 앞쪽으로 구르는 것과 동시에 미골 끝이 뒤쪽으로 움직이는 것을 상상해 보자(**그림 51**)(매트에서 하는 경우에는 기준으로서 "매트 앞쪽을 향하게 하세요"라는 동작 지시를 사용할 수 있다). 이 두 가지 동작이 모두 고르게 나오는지를 확인한다.
- 좌골결절에 연결된 줄을 무릎 뒤쪽으로 부드럽게 당긴다고 상상하자. 무릎 뒤쪽을 좌골결절 뒤쪽으로 움직이는 줄과 동일한 줄이 있다고 생각해 본다.

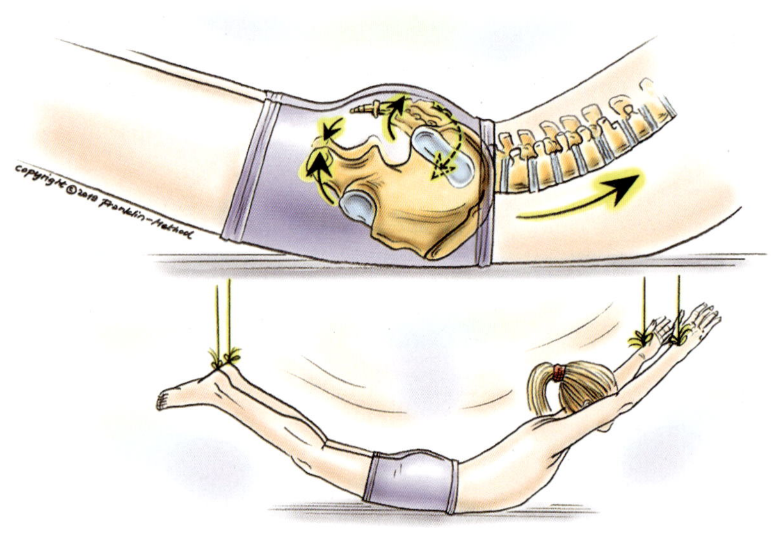

그림 49. 살라바사나(메뚜기 자세): 양쪽 다리와 팔을 들어올리는 줄을 상상해 보자.

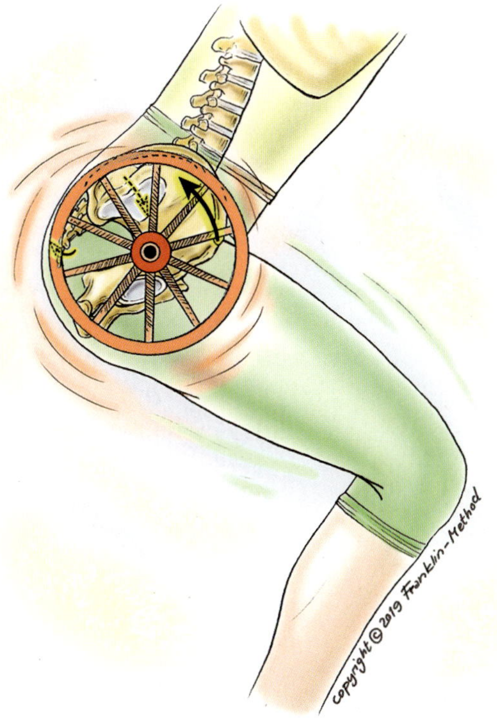

그림 50. 바퀴처럼 골반을 상상해 보자.

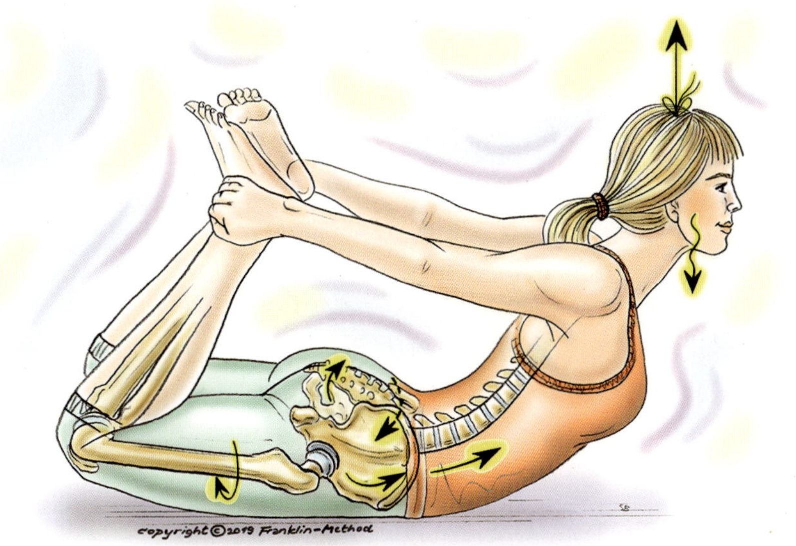

그림 51. 다누라사나(활 자세).

부장가사나(Bhujangasana) : 코브라 자세

코브라를 생각할 때 무엇이 보이는가? 아마도 여러분은 코브라가 공격하기 전에 머리를 들어 올리는, 잘 알려진 움직임을 생각할 것이다.

이 아사나에는 많은 버전이 있다. 어떤 자세는 약간 낮게 들어 올려 팔을 사용하지 않고 들어 올리는 것을 강조하고, 등 근육 중 척추기립근의 강화를 강조한다. 또 다른 자세에서는 손을 당겨서 높게 들어 올려 등의 아치를 크게 만드는 것을 강조한다. 그러나 모든 버전은 우리가 일상에서 취하는 것(굽힘된 자세)과 반대되는 자세를 취하는 것이다. 코브라 자세는 위쪽 등의 신전을 강조하기 때문에, 앉는 시간의 균형을 잡아 주기에 좋은 자세이다.

골반과 관련된 동작 지시는 무엇이고, 어떤 잘못이 발생할 수 있을까?:

- "치골을 배꼽 쪽으로 당기세요"라는 동작 지시는 골반 전체를 후방경사로 만들어 허리를 평평하게 만들고 신전을 방해하는데, 이것은 코브라 자세의 목표 중 하나이다. 이 동작 지시를 가장 잘 수행할 근육은 복직근이다. 복직근은 척추 굴곡근이다. 이 자세를 위해 근육이 길어질 필요가 있을 때는 구심성 수축을 할 필요가 없다. 이러한 동작 지시는 어떻게 일반적으로 사용이 되고 있을까? 일반적인 대답은 이 동작 지시가 코어를 사용하게 하는 데 도움을 준다는 것이다. 하지만 슬프게도 이것은 틀린 말이다. 복직근이 속근육이 아닐 뿐만 아니라, 근육이 길어지는 동안 복직근의 주요 기능을 수행할 수 없기 때문이다. 사실 속근육은 정확히 작용한다. 이것은 속근육의 긴장성 수축(원심성 수축 때 일어나는)과 구심성 수축(치골을 배꼽쪽으로 당기는)을 혼동하는 경우이다.
- "골반 지점을 좁히세요" 또는 "아랫배를 들어 올려 허리를 지지해 주세요"라는 동작 지시는 잘못된 타이밍에 복부 근육을 사용하게 만든다. 척추를 신전할 때, 복부 근육은 척추의 신전을 감속시키기 위해 원심성으로 수축한다. 아랫배를 들어 올리면, 호흡하기가 더 어려워진다. 사람의 배는 공간에서 위로 움직일 수 있고, 호흡을 위해 약간 위 · 아래로 움직일 수 있다. 만약 배가 위쪽으로만 움직인다면, 흡기(들숨)를 할 때 횡격막이 제대로 아래쪽으로 움직일 수 없기 때문에 호흡이 매우 얕아질 것이다.
- "팔꿈치로 여러분의 옆구리를 꽉 누르세요"라는 동작 지시는 또 다른 의도적인 동작 지시지만 초보자가 옛날 팔굽혀 펴기에서처럼 팔꿈치를 밖으로 돌리지 않게 하려는 잘못된 동작 지시이다. 여러분이 팔꿈치를 너무 멀리 안으면, 상완골두가 앞쪽으로 떨어지고 가슴을 펼 수 없을 것이다.

이미지, 동작 지시 및 방법:

- 척추 신전을 때, 천골과 골반의 3차원 동작을 느껴 본다. 천골이 뉴테이션하거나 발 쪽으로 활주할 때 치골이 배꼽 쪽으로 약간 활주한다. 이것이 일어나는 이유는 척추가 천장관절에서 골반과 만나기 때문이다.
- 좌골에서 대퇴이두근(슬괵근의 하나)의 대각선을 따라 아래쪽과 가쪽으로 주행하여 비골두까지 이르는 선을 상상해 본다. 대퇴이두근을 통해 종아리 쪽으로 균등하게 당겨지는 좌골을 상상해 보고, 이것을 천골을 뒤쪽으로 활주시키는 이미지와 연결시켜 본다.
- 팔 없이도 위풍당당하게 자신의 몸통을 들어 올리는 코브라를 생각해 보자. 우리가 팔다리를 갖기 전에 바다에서 밀려 나온 옛날 일을 상상해 보자. 코브라의 사진을 살펴보면, 여러분은 위쪽이 아니라, 앞쪽을 보고 있음을 알게 될 것이다. 코브라는 자신의 머리를 꼿꼿하게 세우고 있다. 여러분이 코브라라고 생각해 보자. 시선은 앞쪽과 아래쪽 (저녁 식사가 될 것을 쳐다봄)을 향하고, 여러분의 몸통을 더 높이 들어 올리면 올릴수록, 더 많은 것을 볼 수 있을 것이다.
- 코브라를 살펴 볼 때, 코브라의 후드(목과 가슴의 측면)가 넓어지는 것을 볼 수 있는가? 코브라의 심장은 후드의 측면 사이에서 전방을 향하고 있다. 코브라 후드는 흉골 가쪽과 상완골 사이의 가슴 위쪽 모서리 공간과 비슷하다. 다음에 코브라 자세를 수련할 때 코브라 후드를 넓히면서 더 높게 들어 올려 이 공간을 바깥쪽으로 여는 동작을 상상해 보자. 팔꿈치와 허리 사이에 작은 공간을 만들어 팔꿈치를 가쪽으로 벌렸다 다시 오므리는 동작을 상상해 보자. 여러분은 실제로 여러분의 가슴을 열 수 있을 것이다.
- 호흡 시 몸이 올라가고 내려가는 것을 느끼기 위해 공간의 개방을 사용해 보자. 횡격막은 흡기(들숨) 때 아래쪽으로 내려가고 여러분의 폐가 공기로 가득 채워질 때, 여러분의 복강은 압박을 받게 될 것이다. 이러한 아래쪽의 압박은 상체를 위쪽으로 들어 올리게 만든다. 호기(날숨) 때 폐에서 공기가 빠져 나가고 복벽의 압력이 해제될 때, 여러분의 몸은 내려가게 된다.
- 발에서 머리까지 부드럽고 끊김이 없는 몸의 만곡을 만들어 보자. 눈을 감고 이 자세를 해보고, 하나의 부드러운 곡선을 느껴 본다. 곡선보다 접힌 곳이 많다고 느껴진다면, 이 곳을 따라 주름을 없애는 느낌을 가져 보자. 신체의 뒤쪽, 중앙, 그리고 앞쪽에 있는 곡선을 상상할 수 있다.

- 코브라 자세를 하기 위해 내장기가 움직이고 조정되는 것을 상상해 보자(**그림 52**). 호흡하기 위해 횡격막이 움직이고, 이러한 기능을 위한 상복부 장기와 흉부 장기의 움직임을 느껴 보자. 심장은 인대를 통해 흉골과 연결되어 있고, 흉골과 척추를 위쪽으로 따르고, 간과 위는 횡격막 아래로 미끄러져 조정될 것이다. 횡격막은 흉곽과 함께 위쪽으로 움직인다.
- 장기를 마사지하는 운동으로 코브라 자세를 느껴 보자. 몸을 위쪽으로 움직일 때 신장은 스펀지를 짜는 것처럼 압박될 것이다; 몸을 내릴 때 신장의 압박(깨끗한 물이 스펀지에 적셔 지듯이)이 해제된다. 심장 자체는 몸을 들어 올릴 때 폐를 통해 앞으로 튀어 나오며, 몸을 내릴 때 폐 사이에 갇히게 된다.
- 추간판의 영양 공급을 상상해 보자. 먼저 척추의 앞쪽이 신체의 어느 부위인가를 느껴 보자. 실제로 척추는 우리의 중심이다. 앞쪽에서 척추의 만곡을 느껴 보고, 코브라 자세로 몸을 들어 올릴 때 척추의 뒷부분이 서로 가까워지는 것을 느껴 보고, 추간판의 뒷부분이 압박될 때 추간판의 수액이 앞쪽으로 이동하는 것을 느껴 보자. 이것은 물로 적셔진 베개의 한쪽 끝을 쥐어짜는 것과 같다. 이번에는 몸을 내릴 때 반대 현상이 일어나는 것을 상상해 보자. 처음에는 한 부분에만 집중하고, 그 다음에는 척추 전체에 집중할 수 있다.
- 다른 후굴 자세를 위한 준비와 훈련 방법으로서 코브라 자세를 사용해 보자. 예를 들어, 전사 자세 Ⅰ에서 코브라 동작을 찾는 것도 재미있다.

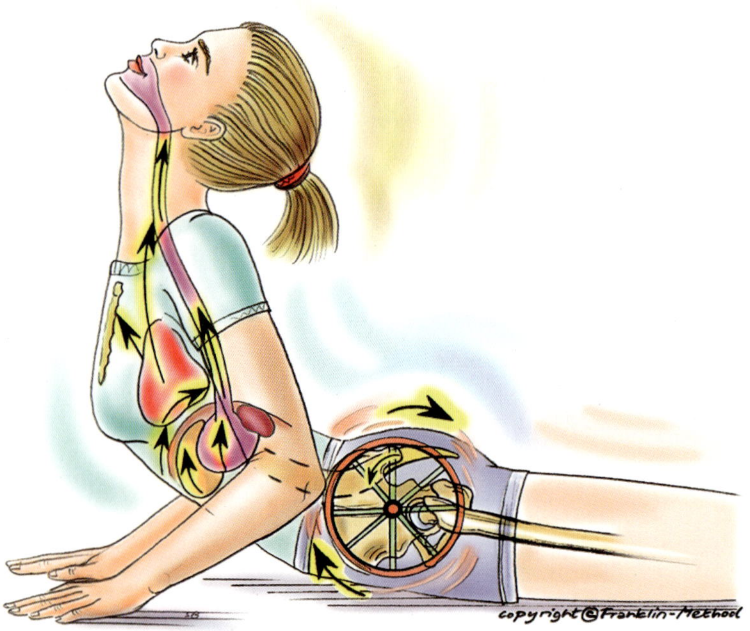

그림 52. 부장가사나(코브라 자세): 골반과 장기의 움직임.

아도 무카 스바나사나(Adho Mukha Svanasana): 머리를 숙인 강아지 자세

머리를 숙인 강아지 자세를 인터넷에서 빠르게 찾아보면, 이 자세에 대한 다양한 의견이 나온다. 가장 먼저 나오는 이야기 중의 하나는 "요가 손상을 일으킬 수 있는 자세"이다. 그 다음은 "머리를 숙인 강아지 자세는 꼭 수련해야 하는 요가 자세"라는 것이다.

일부 요가에서는 미골을 높게 들고 양 손과 양 발을 바닥에 놓는 삼각형 모양이기 때문에, 이 자세를 산이나 피라미드 자세라고도 부른다. 일부 요가에서는 초보자들이 수행할 수 있는 자세로 간주되고, 반면 다른 요가에서는 꽤 난이도가 높은 자세로 간주된다.

다시 한 번, 이 자세의 이름 자체가 자세의 이미지를 보여 준다. 강아지가 취하는 자기 중심적이고, 성취적이고, 아침에 처음 하는 스트레칭을 강조하고 싶은가? 피라미드의 3점 균형을 느껴보고 싶은가? 태양의 인사 자세처럼 흐름의 순서대로 수련하고 있는가? 이 경우, 한 자세의 끝과 다음 자세의 시작으로 적용한다: 한 동작의 나머지 단계와 그 다음 동작의 준비 사이의 전환이다. 이 자세는 물구나무서기를 위한 준비자세일 수 있다. 이러한 경우, 발꿈치를 땅에 붙이려는 노력하는 대신, 손과 팔에 가해지는 체중을 실제로 느껴 보고 물구나무 서기하는 것을 느껴 본다.

"머리를 숙인 강아지 자세"의 주요 요소 중 하나는 고관절의 굴곡이다. 이 동작이 여러분에게 어려운 동작이라면, 자신의 신체가 고관절 굴곡을 자주 하지 않았음을 의미한다. 이것은 앉은 자세를 취할 때 여러분이 고관절을 굴곡하지 않고, 오히려 요추를 굴곡시켜 미골로 앉았던 잘못된 습관이나, 또 서 있거나 걸을 때도 골반을 앞으로 움직이면서 걸어 왔던 잘못된 습관으로 이런 현상이 일어날 수 있었던 것이다. 요가 수련보다 더 자주 하는 이런 일들은 슬괵근에 항상 존재하는 타이트함을 유발한다.

골반과 관련된 동작 지시는 무엇이고, 어떤 잘못이 발생할 수 있을까?:

- 이것은 두 사람에게 같은 방법으로 동작 지시 할 수 없는 자세의 좋은 예이다. "좌골을 위쪽과 뒤쪽으로 움직이세요"라는 동작 지시는 잘못된 것이 아니며, 이 자세에서 고관절을 자연스럽게 굴곡할 수 없는 사람들을 도와줄 것이다. 만약 움직임을 한 방향으로만 생각하고 좌골을 단순히 들어 올리기만 한다면, 좌골에 부착된 슬괵근의 기시점이 과하게 스트레칭될 수도 있고, 요가 부트(yoga butt)라고 알려진 부상이 발생할 수도 있다. 게다가 과하게 유연한 요가 수련의 경우에는, 요추 만곡이 심해져 골반저와 천장관절의 사용을 막을 수도 있다. "아랫배를 안으로 당기세요" 또는 "늑골을 조여 주세요"라는 동작 지시는 이것을 빠르게 고치는 동작 지시처럼 보일 수 있지만, 과하게 유연한 사람들은 고관절 굴곡에 더 집중하여 이 방식으로 늑골을 사용할 필요가 없다. 어쨌든 늑골을 조이는 것은 흡기(들숨)(바깥으로 움직임) 때, 늑골을 반대로 조이게 하여(안쪽으로 당김) 숨을 쉬기 어렵게 만든다.

- "허벅지를 안쪽으로 돌리세요"라는 동작 지시는 좌골을 넓히는 또다른 빠른 해결책이다. 만약 좌골이 넓어지면, 뼈의 리듬으로 인해 대퇴골이 자동으로 바깥쪽으로 돌아간다는 것을 명심한다. 허벅지를 안쪽으로 돌리는 자세만 수련할 수 있지만, 이 자세는 골반저에 힘이 분산하는 것이 아니라 요추와 천골 이음부의 신전을 강조할 것이다.

이미지, 동작 지시 및 방법:

- 실험적으로 슬괵근을 이완하는 무릎 굴곡 자세에서 머리를 숙인 강아지 자세를 취해 본다. 이 자세에서 들어 올리면서 고관절 굴곡을 위한 일부 요소를 느낄 수 있는가? 골반저가 넓어지는 것을 느낄 수 있는가(좌골과 미골이 서로 멀어짐)? 이 동작으로 다른 것이 일어나지 않는다면, 골반 전체가 앞쪽으로 경사지고, 이로 인해 중간 등에서 가장 흔한 딥(dip) 또는 신전(종종 늑골사이의 간격이 넓어지는)이 발생한다. 이 동작에서 균형을 맞추는 것은 치골에서 멀어지는 미골의 끝을 기준으로 골반을 시상면에서 후방으로 경사지는 것이다 (바퀴가 뒤쪽으로로 기울어지는 것처럼). 이것은 한번에 모두 일어나야 하고, 이것은 한번에 모두 일어나는 것이고, 여러분이 수행할 것도 없고, 과도하게 수행할 가능성도 없다. 예를 들어, 실제로 골반이 뒤로 돌아갔다면, 이로 인해 복부에 긴장감이 생겨서 호흡이 얕아지고 미골이 당겨질 것이다.

- 너무 심한 "머리를 숙인 강아지 자세"에서 시작하지 않아야 한다. 가슴을 허벅지로 밀지 말고 무릎을 굴곡하여 발꿈치를 들어 올리면, 골반을 움직이는 근육이 자유롭다. 엉덩이 주름을 접을 수 있다. 미골을 천장이 뒷벽과 만나는 곳으로 향하게 할 때, 좌골이 넓어지고 치골이 몸 안으로 약간 아래로 당겨진다(**그림 53**).

- 미골의 끝을 앞 · 뒤로 늘릴 때, 마치 골반이 뒤쪽으로 회전하듯이 에너지의 회전을 느껴 본다.
- 미골과 치골 사이의 세로 공간 뿐만 아니라 좌골 사이의 가로 공간을 자석 같이 길게 하는 것을 상상해 보자.

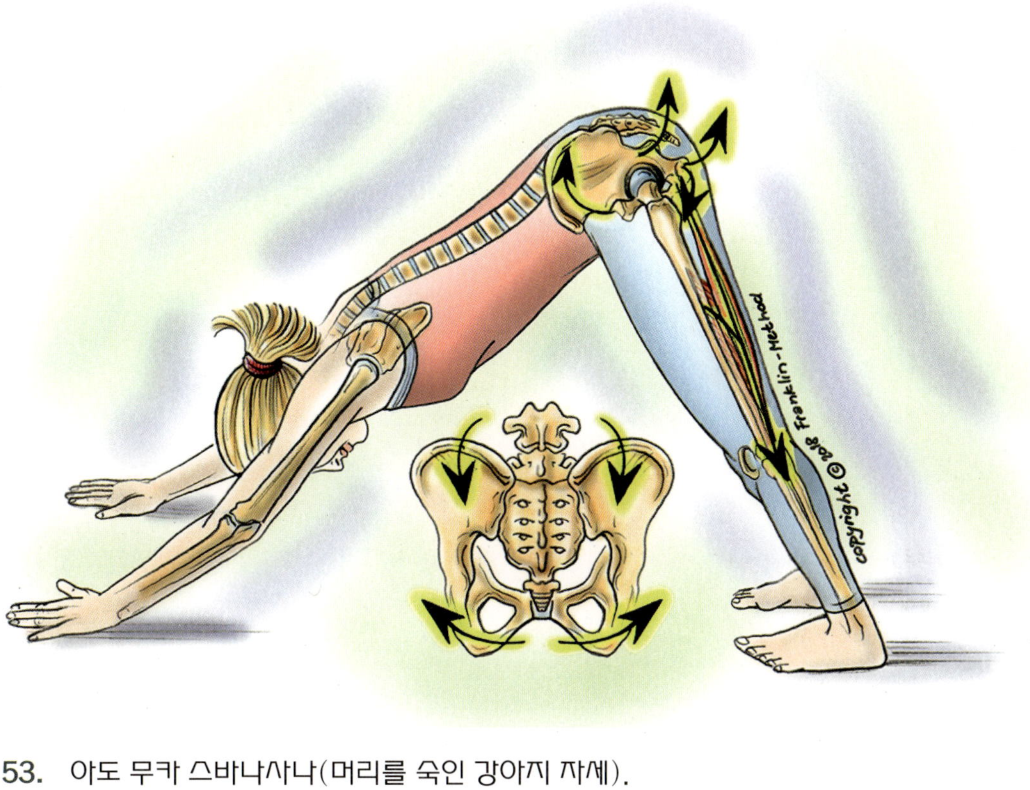

그림 53. 아도 무카 스바나사나(머리를 숙인 강아지 자세).

우스트라사나(Ustrasana): 낙타 자세

이런 후굴자세(몸을 뒤로 젖히는 자세)를 취할 때, 뒤쪽 근육(척추를 펴하는)과 앞쪽 근육(척추의 신전에 저항하고 굴곡을 일으키는 대퇴직근과 복직근)의 균형이 요구된다.

골반과 관련된 일반적인 동작 지시는 무엇이고, 어떤 잘못이 발생할 수 있을까?:

- 보통 "꼬리를 말아넣으세요"의 동작 지시를 하기 전에, "허리를 보호하세요"라는 동작 지시를 준다. 여러분은 이 동작 지시를 통해 천골 뉴테이션(전굴) 시에 일어나는 매우 중요한 힘의 흡수 양상을 이해할 수 있다. 그리고 천골이 좌 · 우 골반과 함께 움직인다면, 천장관절에서 움직임이 일어나지 않고 또 힘이 공유되지 않아 허리에 무리가 갈 수 있음을 알게 될 것이다. 꼬리를 말아넣을 때의 문제점은 미골이 천골에 연결되고, 또 천골이 다시 척추에 연결되어 있기 때문에, 척추의 신전(낙타자세의 큰 장점)이 방해된다는 것이다. "꼬리를 말아넣으세요"라는 동작 지시는 복직근(척추 굴곡근)을 반사적으로 수축시켜 골반저를 활성화시킨다. 이것은 굴곡과 신전 사이의 균형을 파괴해 불필요한 긴장을 초래할 수 있다.
- "코어를 활성화시키세요" 또는 "아랫배를 안쪽과 위쪽으로 당기세요" 라는 동작 지시는 "꼬리를 말아넣으세요"의 동작 지시처럼, 동일한 문제를 일으킨다. 이 동작 지시들은 척추의 신전을 방해하고, 골반저와 복부의 기능(원심성 수축)을 유지시키지 못한다. 앞에서 언급했듯이, 이러한 동작 지시는 코어를 적절하게 활성화시키지 못한다.
- "골반저를 위쪽으로 당기세요"의 동작 지시는 잘못된 동작 지시이다. 골반저가 강하게 위쪽으로 당겨지면, 복부가 안쪽으로 당김되기 때문이다. 후굴 자세는 늑곽의 앞쪽 부분을 튀어나오게 만들고, 불필요한 힘을 아래쪽 척추 근육에 가하게 되고, 흉추-요추 이음부를 지나칠 정도 유연하게 만든다. 보다 중요한 것은, 경첩자세를 만드는 동안 후굴 자세를 그대로 유지하는 것이다. 골반저의 과도한 활성화 또는 위쪽 당김은 혈관과 림프를 압박하여 혈류와 림프의 정체를 초래할 수 있다.

이미지, 동작 지시 및 방법:

- 코브라 자세는 낙타 자세의 준비로서 매우 좋다. 그 이유는 코브라 자세가 여러분께 골반의 3차원 균형 감각을 제공하기 때문이다. 낙타 자세가 코브라 자세보다 높기 때문에, 더 큰 중력의 효과가 발생한다.

- "뒤에 위치한 벽 쪽으로 미골의 끝을 아래쪽과 뒤쪽으로 활주시킬 때, 치골이 배꼽 쪽으로 말아 감기는 것을 상상해 보자" 이 동작 지시의 훌륭한 떠올리기는 미골의 끝을 레이저(양쪽 발 사이에서 뒤쪽 방향으로 비추는)로 상상하고, 또 양쪽 고관절을 라이트(여러분 앞쪽에 위치한 벽을 따라 천장으로 빛을 비추는)로 상상하는 것이다. 모든 아사나와 마찬가지로, 이것의 구성요소는 자세의 동적 정렬 안에 존재한다: 자세를 취하는 힘을 다루는 몸의 전략(**그림 54**). 이미 낙타 자세를 취한 상태에서 이 작용들을 느끼려는 시도는 동일한 효과를 얻지 못할 것이다.
- 낙타 자세는 늑골을 가볍게 들어올리는 느낌을 제공한다. 신체 앞부분이 넓게 펼쳐지는 것을 상상해 본다. 흉골이 고무밴드처럼 늘어나는 것을 상상해 본다.
- 장요근은 가장 중요한 고관절 굴곡근이다. 낙타 자세에서 장요근은 척추를 지지할 뿐만 아니라, 안정성을 돕는다. 그러나 이것은 절묘한 현상인데, 그 이유는 대요근의 표층과 심층이 같은 방법으로 작용하지 않기 때문이다. 대요근의 심층이 단축되는 동안에 대요근의 앞쪽 섬유가 신장되는 것을 느껴 본다(**그림 55**). 이것은 뒤쪽 근육이 단축되고, 앞쪽 근육이 신장되는 근육의 활차와 비슷하다.

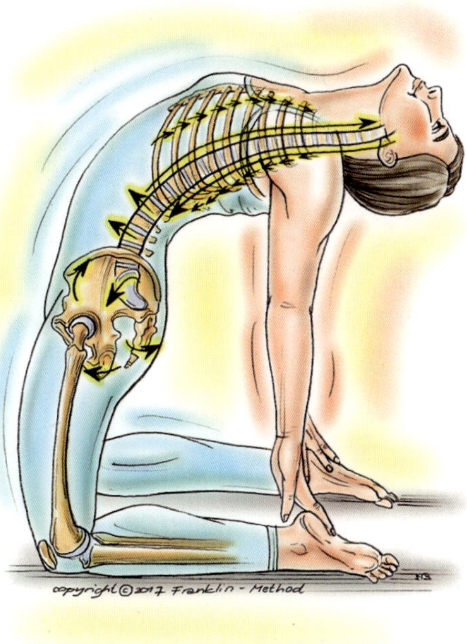

그림 54. 우스트라사나(낙타자세): 골반, 척추 및 늑골이 움직인다.

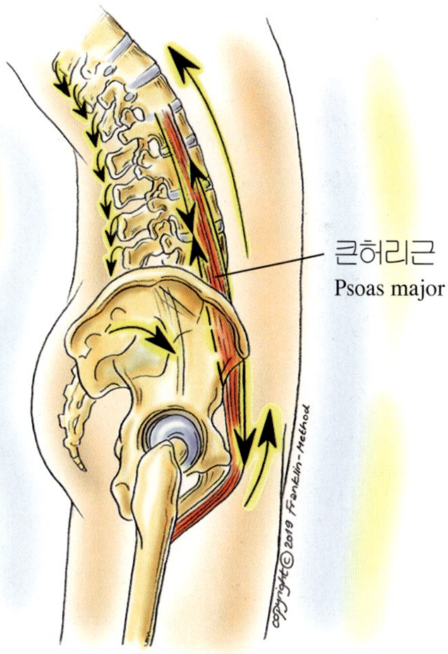

그림 55. 우스트라사나(낙타자세): 큰허리근의 앞쪽 섬유는 신장되고, 큰허리근의 뒤쪽 섬유는 단축된다.

비라바드라사나 I(Virabhadrasana I): 전사 자세 I

평화와 평정심을 성취하는 것이 목적이라면, 왜 요가에 전사 자세가 있는가?
여러분은 요가 관련 역사에서 얼마나 많은 전쟁들이 소개되어 왔는지에 놀랄 것이다.
이 전쟁들은 구도자들의 내적 싸움을 은유적으로 표현한 것이다.

Virabhadra(전사)의 이야기는 우리가 연습할 수 있는 가장 강한 버전 중의 하나이다.
Shiva(higher self)와 그의 아내인 Sati는 장인인 Sati의 아버지(= ego)에 의해 개최된 행사에 초대받지 못했다. Sati는 Shiva에 대한 아버지의 험담을 듣고, 스스로 불 속에 들어갔다.
Shiva는 사랑하는 Sati의 죽음을 듣고, 장인과 싸우기 위해 자신의 아바타인 Virabhadra를 지구로 보내 장인의 머리를 잘라 죽였다. 전사 I 자세에 적용되는 이 이야기는 Shiva가 Sati의 죽음을 알았을 때, 자신의 머리카락을 떼어내어 땅에 던지니, Virabhadra라는 전사가 나타났다. 전사 I 자세는 강력한 신의 힘을 가진 전사가 땅에서 솟아나는 형상으로, 손가락을 땅으로 향하게 하여 싸울 준비를 하고 있다.

여러분은 수많은 신체 장점을 가진 자세에 접근할 수 있다. 골반의 비대칭은 걷는 모습과 비슷하다. 여러분이 전사 자세 I에서 골반의 뼈 리듬을 연습한다면, 보행이 향상될 것이다.

골반과 관련된 동작 지시는 무엇이고, 어떤 잘못이 발생할 수 있을까?:

- "양쪽 엉덩이를 정면으로 향하게 하세요"의 동작 지시는 전사 자세 I과 전사 자세 II를 구분하기 위해 요가 초보자에게 가르치는 방법이다. 전사 자세 I은 양쪽 고관절이 상대적으로 전방을 향하는 자세이고, 반면 전사 자세 II는 양쪽 고관절이 측면으로 향하는 자세이다. 여러분이 오랫동안 요가를 실습하고 지금도 이러한 동작 지시를 계속 듣고 있다면, 이것이 여러분을 위한 것으로 계속 믿게 될 것이다.

  여러분이 이 자세의 일반적인 형태를 이미 숙지하고 있지만, "양쪽 엉덩이를 정면으로 향하게 하는(승산없는 싸움)" 노력을 계속할 것이며, 이것은 천장관절의 문제를 야기할 수 있다. 뇌는 움직임을 위한 토대로서 감각과 결합된 여러분이 가지고 있는 신체의 그림을 사용한다. 이러한 그림과 동반된 감각이 올바르지 않다면, 여러분은 움직일 수 없을 것이다. 양쪽 엉덩이가 반듯하게 놓이지 않는다. 우리가 알고 있듯이, 골반은 2개의 나선형 무명골과 천골(이중 S자 곡선)로 구성된다. 실제로 신체의 어느 부분도 수평을 이루지 않는다.

- "무릎이 발목과 수직으로 일직선되게 유지하세요"은 체중이 앞쪽으로 쏠리는 초보자에게 제시하는 동작 지시이다. 체중이 앞쪽으로 쏠리고 고관절 굴곡이 실제로 일어나지 않으면, 앞쪽 다리가 대부분의 체중을 지탱하게 되고, 무릎이 발목 앞쪽으로 더 멀리 나가게 될 것이다. 그러나 여러분이 고관절 굴곡을 이루면, 여러분의 무릎을 어느 정도 발목 위에 위치시킬 수 있다.

이미지, 동작 지시 및 방법:

- 골반 전체는 뒤쪽 다리 쪽으로 약간 회전될 것이다. 그런데도 여러분이 전방을 향하고 있는 것처럼 느껴지는 이유는 몸통이 골반과 반대 방향으로 회전하기 때문이다. 즉, 몸통은 앞쪽 다리 쪽으로 회전한다(마치 보행하듯이). 여러분은 한 손을 명치에 대고 이것을 시도할 수 있다; 여러분의 오른쪽 무릎이 전사 자세 I로 굽힘할 때, "골반은 왼쪽으로 돌아가고, 명치 부위는 오른쪽으로 회전한다"고 생각해 보자. 이러한 자세를 과장되게 하지 않아야 한다. 골반과 몸통의 반대회전이 자연스럽게 이루어질 때 까지만 수행한다.

- 신체가 비틀림을 피하려는 경향이 있기 때문에, 앞쪽 고관절과 다리의 아래쪽으로 쭉 놀라운 반대 회전이 일어난다(**그림 56**). 앞쪽 골반이 안쪽으로 회전할 때(inflare), 앞쪽 대퇴골은 가쪽으로 회전하고, 또 앞쪽 정강이는 안쪽으로 회전하는 것을 생각해 보자. 이러한 작용은 동시에 일어나서, 나선(spiral)처럼 느껴질 것이다. 여러분은 무릎을 굴곡함으로써 발이 완전히 펼쳐지도록 만들고, 무릎이 두 번째 발가락 위에 위치하는지를 확인해 보자. 그러나 이것은 골반과 다리의 적절한 회전으로부터 일어난다. 무릎이 굴곡할 때와 무릎이 두 번째 발가락으로 향하는 것은 매우 다른 느낌이다(이것을 시도하고 비교해 본다).

- 코브라 자세를 기억하는가? 부드러운 후굴의 느낌을 찾을 수 있는가? 앞쪽 고관절의 굴곡을 유지하면서, 이것을 시도할 수 있는가? 허리에서 목을 통과해 뒤통수까지 이르는 만곡을 느낄 수 있는가?

■ 우리는 Virabhadra로부터 많은 것을 배울 수 있다. 에너지가 소비가 없으면, 긴장도 없다: 수년 동안 전쟁을 지지할 수 있는 효율적이고 변함이 없는 힘의 균형이 있다. 이러한 자세를 연습하고, 여러분의 아바타를 상상해 보자. 힘의 균형은 현재이고, 전사의 앞쪽 다리는 미래이고, 뒤쪽 다리는 과거를 의미한다. 싸울 준비를 하기 위해 몸을 세워 약간 뒤쪽으로 기울인다. 몸을 지나치게 뒤쪽으로 젖히면 싸울 준비를 할 수 없다. 이 자세가 전사의 탄생을 의미하기 때문에, 마치 첫 호흡을 하듯이, 집중하고 심호흡을 한다. 여러분은 이 이야기를 통해 마음속으로 그리던 전사가 될 수 있고, 정의를 지지하며 분노를 처리하고 또한 위험한 상황을 해결할 수 있을 것이다.

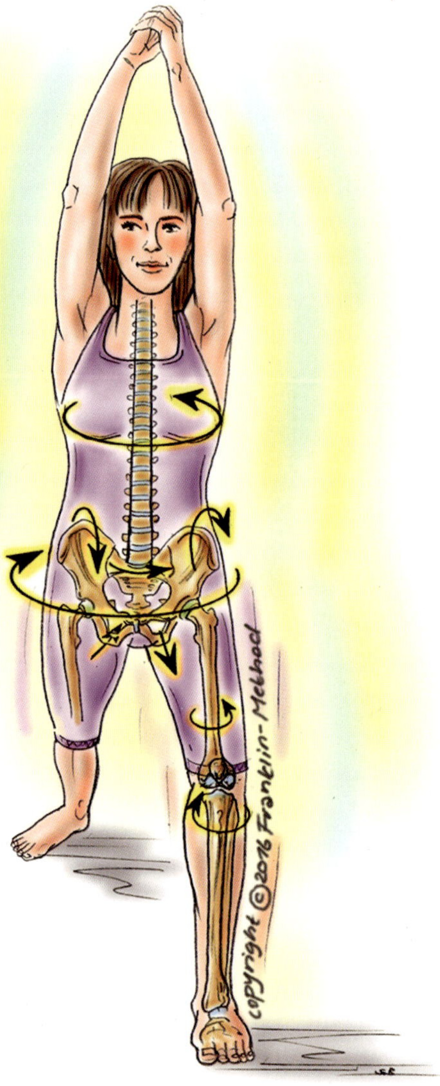

그림 56. 비라바드라사나 I (전사 자세 I): 뼈 리듬.

비라바드라사나 Ⅱ(Virabhadrasana Ⅱ): 전사 자세 Ⅱ

Virabhadra의 두 번째 이야기는 싸움에 대한 완벽한 집중과 접근의 순간인 칼을 찌르는 동작을 이야기하고 있다.

전사 자세 Ⅱ와 같은 비대칭 자세에서, 우리는 모든 측면으로부터 동작의 균형과 차분함을 잡는 기회를 가질 뿐만 아니라, 근육의 과활성화 또는 추가적인 노력 없이도 강하고 튼튼한 느낌을 가질 수 있다. 앞쪽 고관절의 굴곡, 외회전 및 외전이 우리로 하여금 차에서 내리는 동작을 준비하게 만들고, 또 장시간 앉은 자세를 유지할 수 있도록 만든다.

골반과 관련된 동작 지시는 무엇이고, 어떤 잘못이 발생할 수 있을까?:

- 대퇴골을 외회전하면서,"앞쪽 다리의 엉덩이에 힘을 주세요" 또는 " 좌골을 밑으로 끌어당기세요" 꼬리를 말아넣거나 엉덩이에 힘을 주는 것도 골반 전체를 앞쪽으로 이동시킬 수 있다. 골반의 앞쪽 이동은 고관절 앞쪽에 있는 인대를 불필요하게 압박하고, 골반저의 뒤쪽 부분을 폐쇄한다. 게다가 앞쪽 다리의 고관절이 굴곡을 시작할 때, 앞쪽 골반은 내회전하여 좌골을 가쪽으로 벌어지게 만든다. 이것은 대퇴골을 외회전하는 것과 쌍을 이루어 고관절의 굴곡을 허용한다.
- "양쪽 고관절의 높이를 동일하게 유지하세요" 양쪽 다리가 반대 방향으로 움직인다면 (전사 자세나 보행에서처럼), 반대 회전에 의해 골반에 반대의 힘이 가해질 것이다. 고관절을 힘의 공유를 방해하고 천장관절에 무리를 가하는 존재로 생각해 보자. 관절을 갖는 목적 중의 하나는 힘을 분산하는 것이다; 골반이 척추에 의해 전달되는 힘과 반대 방향으로 움직이는 양쪽 다리에서 오는 힘을 어떻게 견뎌내는가? 습관적으로 그런 움직임을 방해하면, 손상이 초래될 수 있다.

이미지, 동작 지시 및 방법:

- 이러한 자세를 위한 서기 자세를 찾는다. 이전의 동작 지시는 양쪽 발꿈치를 같은 선상에 배치하도록 제시하지만, 최근의 동작 지시는 발꿈치와 좌골의 정렬을 우리에게 언급한다. 이것은 각 사람마다 달라질 수 있다. 최상의 균형과 3차원 골반 움직임을 성취할 수 있는 몇 가지 서기 자세를 찾아보면 재미있다.
- 여러분은 골반과 대퇴골의 반대 회전을 상상하면서 셀프-터치로 이 자세를 취할 수 있다 (**그림 57**). 여러분이 오른쪽 무릎을 굽힘하면서 전사 자세 Ⅱ를 취할 때, 허벅지가 외회전하는 것을 돕기 위해 오른쪽 허벅지에 오른손을 배치하고, 이와 동시에 오른쪽 고관절이 안쪽으로 활주하도록 왼손을 사용해 본다. 여러분이 오른쪽 다리를 신전함으로써

위의 동작을 역전시킨다. 몇 번 다리를 굴곡하고 신전해 본다. 마치 무릎이 측면 움직임하는 것처럼 보일지 모르지만, 실제로는 반대회전이 일어나는 연속동작이다.
정강이가 내회전하는 것만큼 대퇴골이 외회전한다. 무릎에서의 경험을 완전히 변화시킬 수 있는 이미지를 찾아 본다.

- 앞쪽 고관절의 가쪽 주름을 만져 본다. 그 주름이 양초(candle)의 측면에 있는 홈처럼, 매우 깊은 주름이라고 상상해 보자.

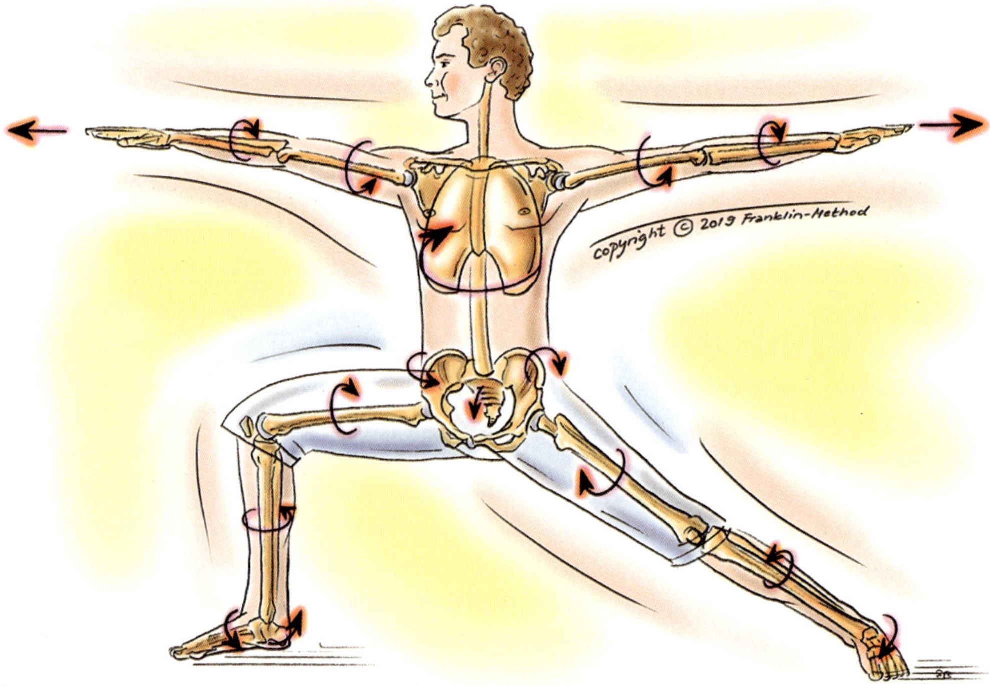

그림 57. 비라바드라사나 II(전사 자세 II): 뼈 리듬.

프라사리타 파도타나사나(Prasarita Padottanasana) : 다리를 넓게 벌리고 앞으로 숙인 자세

이 자세는 대칭적인 자세로서, 어느 자세(앉은 자세, 엎드린 자세 또는 누운 자세)에서도 골반이 고정되지 않는다. 순수한 고관절 굴곡을 쉽게 경험할 수 있다. 우리는 호흡과 골반저로 일어나는 상호작용을 바꿀 수 있다고 말할 수 없는데, 이유는 골반저가 중력에 대항하여 작용하기 때문이다. 우리는 Prasarita에서 머리에 대한 작용을 바꾼다.

골반과 관련된 동작 지시는 무엇이고, 어떤 잘못이 발생할 수 있을까?:

- "대퇴골을 내회전하세요" 또는 "양쪽 발을 옆으로 넓게 벌리세요"은 양쪽 좌골사이의 간격이 넓어지는 느낌을 일으키는 동작 지시이다. 그러나 이와 같은 작용은 긴장을 일으키고, 이 자세에 꼭 필요한 고관절 굴곡을 실제로 방해할 수 있다.
- "엄지발가락과 발꿈치의 가쪽으로 지면을 압박하세요."이 작용은 족궁을 들어 올리고 종아리를 긴장시키지만, 전굴에 대한 자연스런 반응으로 발바닥이 넓게 펼쳐질 것이다. 발은 두 가지의 기본 기능을 가진다. 첫 번째는 추진(점핑을 하거나 또는 달리기나 보행 시 발을 지면으로부터 뗄 때)이다. 두 번째는 체중을 지탱하는 것이다. 발로 체중을 지지하기 위해서는, 발바닥을 넓게 펼치는 것이 좋다. 이 현상은 족궁이 길어지고 약간 더 넓어질 때 일어난다. 만약 위의 동작 지시만 상상하면(실제로 수행되지 않지만), 바닥과의 접촉이 전반적으로 향상될 것이다.
- "대퇴사두근을 수축하기 위해 약간 양쪽 무릎을 약간 들어 올리세요"의 동작 지시는 안정성에 대한 잘못된 인식으로부터 발생한다. 첫 번째 질문은 왜 우리는 실제로 들어 올리고 있는가? 여러분은 이 자세에서 양쪽 무릎을 들어 올릴 수 없다. 그래서 이 동작 지시로 슬개골이나 다른 구조물을 위쪽으로 당기려고 시도할 때, 대퇴사두근에서 긴장이 발생할 수 있다. 목표가 균형을 향상시키는 것이라면, 근육의 과활성화를 유도하지 않는 것이 가장 좋다. 움직임이 일어날 때, 속근육(local muscle)의 우선적인 관여로 몸통의 균형 및 안정성이 제공되어야 하며, 겉근육(대퇴사두근)의 과활성화(grip)가 발생되어 근육을 긴장되게 만들게 된다면, 움직임에 제대로 적응할 수 없게 된다.

이미지, 동작 지시 및 방법:

- 양쪽 무릎을 약간 굴곡하면서 이 자세를 취하는 것은 슬괵근의 긴장을 이완하고 골반의 움직임을 일으키는데 도움이 된다. 앞쪽으로 몸을 숙일 때, 좌골이 뒤쪽으로 움직인다(골반의 전방경사)고 생각하기 보다는, 좌골이 수평으로 넓어지는 것을 상상해 본다.

■ 이 자세를 취할 때 골반저의 다이아몬드 형태가 넓어지고, 몸을 위쪽으로 들어 올릴 때 좁아지는 것을 상상해 보자. 골반저의 앞쪽 지점과 뒤쪽 지점이 좁아지는지를 찾아보고, 양쪽 좌골 간격의 좁아짐이 몸을 위쪽으로 들어 올리는데 어떤 도움을 주는지를 확인한다.

■ 양 손을 장골릉 위에 배치한다. 자세를 취할 때 골반을 약간 안쪽으로 밀어 넣어 골반의 인플레어(외방장골)를 돕는다.

■ 골반저의 중심이 여러분 뒤에 위치한 벽의 중심과 일직선으로 위치하는지를 상상해 보자. 대칭적인 자세가 균형 감각을 더욱 좋게 한다.

■ 여러분이 몸을 앞쪽으로 숙일 때, 비구는 대퇴골두 위에서 안쪽으로 활주하고, 반대로 대퇴골두는 뒤쪽으로 활주한다고 상상해 본다(**그림 58**). 여러분이 몸을 일으킬 때, 비구가 대퇴골두 위에서 위쪽과 뒤쪽으로 활주한다(대퇴골두의 상대적인 움직임은 앞쪽 활주이다)고 상상해 본다.

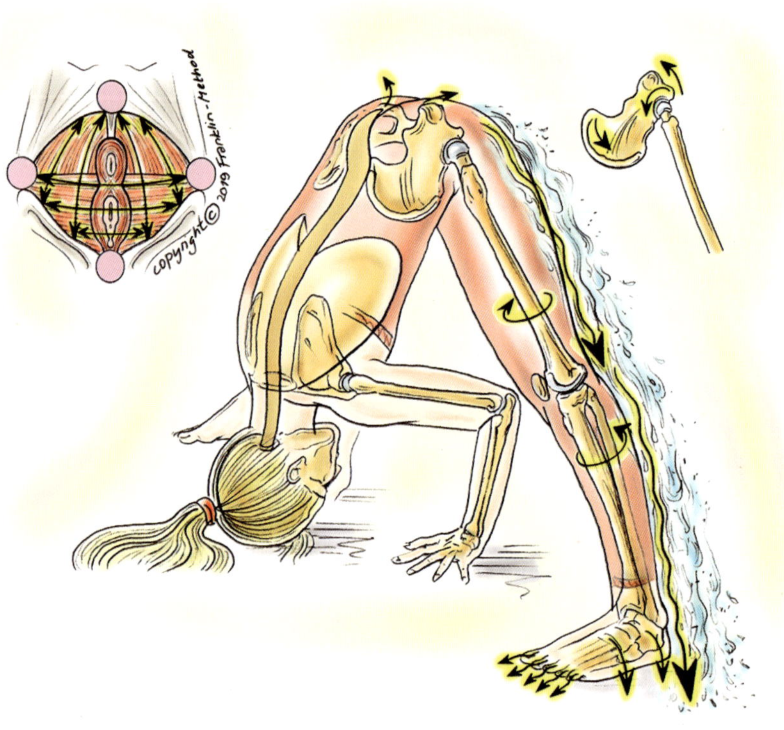

그림 58. 프라사리타 파도타나사나(다리를 넓게 벌리고 앞으로 숙인 자세).

에카 파다 라자카포타사나(Eka Pada Rajakapotasana) : 한쪽 발을 들어 올리고 선 자세

이것은 균형, 안정성 및 체중이동의 경험을 제공하는 매우 간단한 자세이다. 이 자세는 반대 회전을 상대적으로 느낄 수 있는 쉬운 자세이다; 몸통과 척추의 형태가 일직선처럼 보이지만, 실제로는 카운터발란스의 연속이다. 늑곽은 다리를 든 쪽 골반 방향으로 약간 돌아간다. 이 자세는 정적 자세이기 보다는 동적 균형을 경험할 수 있는 자세이다.

이런 동적 균형이 일어남에도 불구하고, 다리를 든 쪽 고관절의 굴곡이 제대로 이루어져야 한다. 만약 여러분이 고관절을 제대로 굴곡할 수 없다면, 골반은 위쪽으로 들어 올리거나 앞쪽으로 회전하게 될 것이고, 이로 인해 요추가 과도하게 신전될 것이다. 반대로, 골반이 뒤쪽으로 회전하며, 지탱하는 쪽 다리의 무릎이 원치 않는 방법으로 비틀림될 것이다.

골반과 관련된 일반적인 동작 지시는 무엇이고, 어떤 잘못이 발생할 수 있을까?:

- "양쪽 엉덩이를 정면으로 향하게 하고 수평으로 유지하세요" 만약 여러분이 앞쪽으로 체중의 1/6만 들어 올리려면, 여러분의 중력중심을 먼저 이동시켜야 한다. 양쪽 발에서 한쪽 발로의 체중 지지는 기저면을 현저하게 감소시킨다. 그러므로 한쪽 다리를 들어 올릴 때, 여러분은 새로운 기저면 쪽으로 여러분 자신의 중력중심을 이동시켜야 한다. 만약 여러분이 골반을 수평된 채로 유지하려면, 전혀 움직이지 않거나 불필요한 긴장 없이 넘어지지 않도록 움직여야 할 것이다. 요가 강사는 고관절 굴곡의 부족을 교정하려고 할 때 이러한 동작 지시를 제시한다: 한쪽 다리 들기가 움직이는 다리 쪽의 골반을 후방경사나 하이크한다면, "엉덩이를 수평으로 유지하세요"라는 동작 지시로 교정할 수 있다. 그러나 이 동작 지시는 대상자의 증상을 치료할 수 있지만, 문제의 원인을 해결할 수 없다.
- " 치골을 들어올리고 꼬리를 길게 늘어뜨리세요". 이 동작 지시는 수강생들의 복부 근육을 지나치게 과활성화시키고 또 골반을 후방경사 시킬 수 있다. 이 동작 지시는 장요근과 같은 강한 고관절 굴곡근에 집중하는 것이다.

이미지, 동작 지시 및 방법:

- 서로 반대 방향으로 굴러가는 좌 · 우 골반을 하나의 골반으로 생각한다(**그림 59**). 다리를 들어올릴 때는 그쪽 골반이 뒤쪽으로 구르고(그쪽 좌골은 약간 앞쪽으로 움직인다), 무릎을 내릴 때는 그쪽 골반이 앞쪽으로 구른다(좌골은 약간 뒤쪽으로 움직인다).

- 무릎을 들어 올릴 때 그쪽 다리의 대퇴골두가 뒤쪽으로 굴러서 비구 안으로 깊게 들어가 볼기뼈 비구 중심에 놓여지는 것을 상상해 본다. 다리를 내릴 때 대퇴골두가 비구 안에서 앞쪽으로 굴러가는 것을 상상해 본다.

- 지탱하는 다리가 모래 위에 놓여 있음을 생각해 본다. 지탱하는 쪽 다리의 발은 무거운 반면, 가상의 줄에 의해 반대쪽 다리가 위쪽으로 들어 올려짐을 상상해 본다.

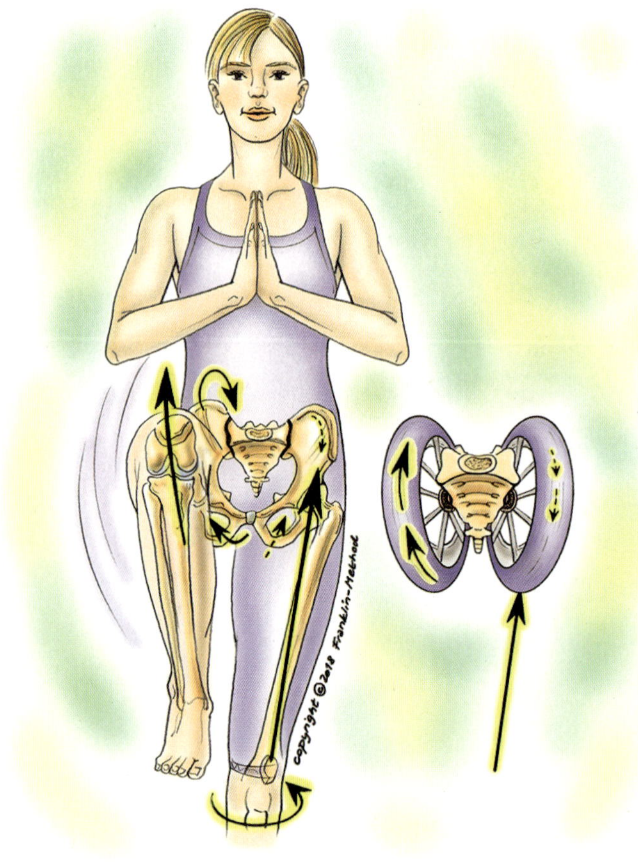

그림 59. 에카 파다 라자카포타사나(한쪽 발을 들어올리고 선 자세): 바퀴 그림.

비라바드라사나 Ⅲ(Virabhadrasana Ⅲ): 전사 자세 Ⅲ

이것은 Virabhadra의 마지막 자세이다; 이것은 승리로 끝난 전쟁의 종말을 묘사하고 있다. 전사 자세 Ⅲ은 지탱하는 쪽 다리의 고관절을 받침점으로 균형을 이루고 있는 모습이다.

골반과 관련된 동작 지시는 무엇이고, 어떤 잘못이 발생할 수 있을까?:

- "양쪽 엉덩이를 정면으로 향하게 하세요." 전사 자세 Ⅰ과 전사 자세 Ⅱ를 구분하는 방법과 비슷하게, 이 동작 지시는 전사 자세 Ⅲ를 구분하려는 시도한다. 전사 자세 Ⅲ은 상대적으로 골반 전체가 앞쪽으로 향하고 있으며, 지탱하는 쪽 다리의 골반을 회전하는 반달 자세와 구분된다. 수련실에서 "양쪽 엉덩이를 정면으로 향하게 하세요"의 동작 지시는 그런 문제점을 교정하는 즉효약이 될 수 있다. 그러나 전사 자세 Ⅲ에서 골반의 반대 회전이 실제로 균형 감각을 좋게 만든다.
- "뒤쪽 허벅지를 내회전하세요"는 내전근의 일부 작용을 느낄 수 있는 좋은 방법이지만, 이미 이 자세를 취한 후 여러분이 내회전을 수행한다면, 골반의 자세를 제대로 조정할 수 없을 것이다.
- "배꼽을 안쪽과 위쪽으로 당기세요." 여기에서 복부 근육의 수의적 수축과 안정성을 위한 긴장성 수축 사이에 약간의 혼동이 있을 수 있다. 긴장성 수축은 관절의 안정성을 위해 지속적으로 수축하는 것으로 이해될 수 있다. 긴장성 수축은 움직임(길어지거나 짧아지는)을 허용하는 빠른 위상성 수축과는 다른 의미이다. 호흡은 위상성 수축의 좋은 예이다.

만약 여러분이 힘든 자세를 취하고 있다면, 안정성을 달성하는 긴장성 수축이 움직임이나 빠른 자세 조정을 요하는 위상성 수축보다 더 크게 작용하는 것이다. 배꼽을 안쪽과 뒤쪽으로 당기면, 여러분은 복부 근육과 횡격막을 움직이거나 조정하는데 어려움을 겪게 될 것이다. 이 근육들은 여러분이 균형을 유지할 수 있도록 동적이고 가변적이어야 한다.

만약 여러분이 배꼽을 안쪽으로 당기면, 횡격막의 하강이 방해를 받게 될 것이다. 이것은 호흡을 방해할 뿐만 아니라, 골반저과 복강의 혈관을 압박하게 된다. 횡격막은 늑곽의 안정성에 중요한 역할을 한다; 골반저는 골반의 재위치를 조정하는데 필수적이다. 이 근육들은 이것을 달성하기 위해 민첩성을 유지할 필요가 있다. 이들 3개 근육군은 안정성을 위해 긴장성 수축을 하기도 하고, 자세를 달성하거나 조정하기 위해 위상성 수축(근육이 길어지거나 단축되는)을 하기도 한다.

이미지, 동작 지시 및 방법:

- 골반 측면에 양 손을 각각 배치하고, 여러분이 전사 자세 Ⅲ를 취할 때 골반을 물에 적셔진 스펀지처럼 생각한다. 이 스펀지는 좌 · 우 골반의 반대회전을 보여 준다: 앞쪽 다리의 골반은 안쪽으로 비틀리고, 뒤쪽 다리의 골반은 가쪽으로 비틀릴 것이다. 아래 그림(**그림 60**)을 가지고 자세를 취할 때의 흐름을 연구해 보자(**그림 60**).
- 여러분은 전사 자세 Ⅱ의 셀프-터치와 비슷하게 셀프-터치를 할 수 있다. 오른쪽 다리로 전사 자세 Ⅲ을 취할 때, 여러분은 오른손을 사용해 오른쪽 허벅지를 바깥쪽으로 빗질하듯이 왼손으로 오른쪽 골반을 안쪽으로 활주한다. 이것은 가쪽이 아닌, 대퇴골의 중심 쪽으로 체중을 이동시킬 것이다.
- 대퇴골이 비구와 만나는 지점을 가능하면 정확하게 상상해 본다. 전사 자세 Ⅲ을 취할 때, 균형을 완벽하게 유지할 때까지 비구가 대퇴골두 위에서 전방으로 활주하는 것을 상상 해본다. 만약 이것이 너무 완벽하다면, 지탱하는 쪽 다리의 고관절에서 뚜렷한 주름이 생기는 것을 상상해 본다.
- 오른쪽 다리로 지지했을 때, 상체와 왼쪽 다리를 강목처럼 상상해 본다. 즉, 지지쪽 다리의 대퇴골두를 받침점으로 삼아 움직이는 시소를 생각해 본다.
- 들어올린 다리를 신전과 외회전하는 볼기근의 작용을 상상해 보고, 또 그 다리를 신전과 내회전하는 내전근의 반대 작용도 생각해 본다.

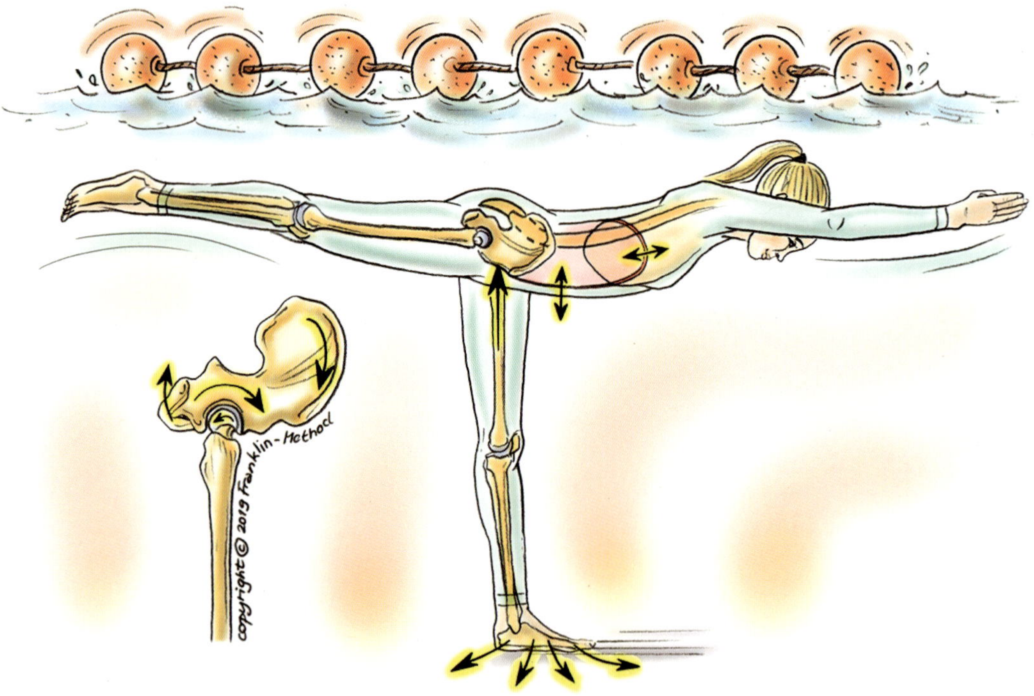

그림 60. 비라바드라사나 Ⅲ(전사 자세 Ⅲ).

안자네야사나(Anjaneyasana): 초승달 런지

우리는 이 자세를 통해 장시간의 앉은 자세나 선 자세와 반대되는 귀중한 경험을 가질 수 있다. 앞쪽 다리의 고관절 굴곡과 뒤쪽 다리의 고관절 신전은 보행, 하이크 및 클라이밍과 매우 비슷하다. 또한 이 자세가 후굴 자세를 위한 준비 자세로서 매우 좋기 때문에, 하중을 더하거나 더 심한 후굴을 하기 전에 미묘한 차이를 찾을 수 있는 자세이다.

골반과 관련된 동작 지시는 무엇이고, 어떤 잘못이 발생할 수 있을까?:

- "치골을 배꼽 쪽으로 당기세요"는 잘못된 동작 지시가 아니지만, 앞쪽 다리의 치골을 언급하는 것이 좋다. 치골이 뒤쪽 방향으로 구르기를 하기 때문에, 내적 들기(internal lift)와 같은 느낌이 들 것이다. 그러나 나는 이 동작 지시가 양쪽 치골을 언급하고 있다고 추측하고, 또 양쪽 골반이 하나의 단일체로 움직인다는 생각을 가지고 있다. 만약 골반을 하나의 단일체로 보고 미골을 아래쪽으로 끌어내리고 양쪽 치골을 위쪽으로 들어 올린다면, 여러분은 골반저를 수축하고 천장관절의 하중 전이를 억제할 것이다. 위의 동작 지시는 복부 근육의 구심성 수축을 일으키지만, 실제로 복부근육은 런지에 필요한 척추 신전을 위해 신장되어야 한다.

이미지, 동작 지시 및 방법:

- 앞쪽 다리의 치골은 위쪽으로 움직이고, 뒤쪽 다리의 치골은 아래쪽으로 움직인다는 것을 상상해 보자(**그림 61**). 여러분은 여기에서 셀프-터치를 추가할 수 있다: 즉, 앞쪽 다리의 치골을 위쪽으로 쓸어올리고, 뒤쪽 다리의 치골을 아래쪽으로 쓸어내린다.
- 다림질된 옷의 주름처럼 앞쪽 다리의 고관절은 심하게 접힐 것이고, 뒤쪽 다리의 고관절은 다림질된 옷감처럼 매끈할 것임을 상상해 본다.
- 서로 반대 방향으로 회전하는 2개의 바퀴를 보여주기 위해 양 손을 좌 · 우 골반의 측면으로 가져간다. 런지를 시작할 때, 앞쪽 다리의 골반은 뒤쪽으로 회전하고, 뒤쪽 다리의 골반은 앞쪽으로 회전한다. 골반에서 양 손을 떼어내도 양쪽 바퀴가 계속 회전하고 있음을 상상한다.

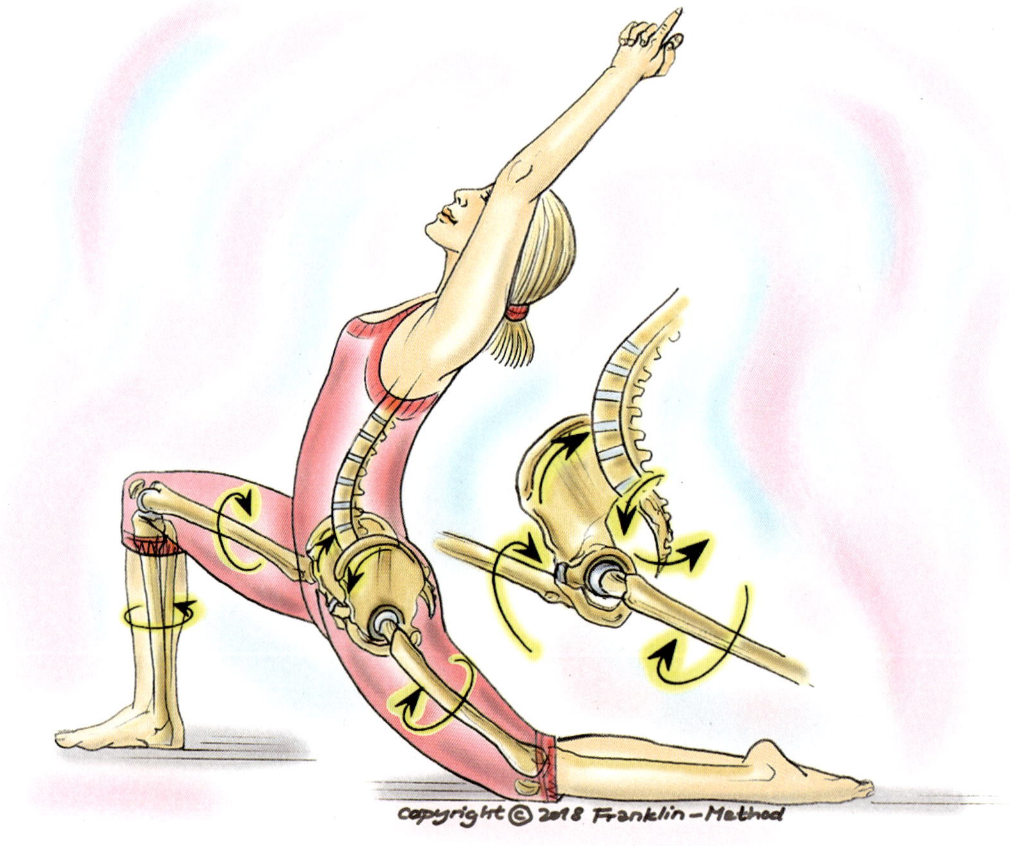

그림 61. 안자네야사나(초승달 런지): 뼈 리듬.

자누 시르샤사나(Janu Sirsasana): 머리를 무릎에 닿는 자세

이 자세는 골반의 비틀림을 교정할 뿐만 아니라, 흉요근막을 신장하고 슬괵근과 등 사이의 결합조직을 강화할 수 있는 훌륭한 방법이다. 흉요근막은 여러 층으로서 건막과 근막으로 이루어져 있다. 이들 층 사이의 활주가 부족해지면, 등과 허리 통증이 일어날 수 있다. 자누 시르샤사나는 흉요근막 활주를 향상시킬 수 있는 좋은 자세이다.

또한 자누 시르샤사나는 여러분의 신체를 존중하는 방법이며, 마치 여러분의 마음을 몸으로 가져가듯이 여러분의 머리를 숙여 무릎으로 가져간다.

골반과 관련된 동작 지시는 무엇이고, 어떤 잘못이 발생할 수 있을까?:

- 골반이나 고관절을 수평으로 유지하는 시도는 이 자세에서 시행되지 않으며, 시행 시에는 손상을 당할 수 있다. 좌골과 지면의 접촉을 그대로 유지하려는 시도도 마찬가지이다. 이들 양쪽 시도는 천장관절이 가장 잘 할 수 있는 것들을 못 하게 만든다. 천장관절은 상체와 하체 사이의 비틀림과 힘을 이끌고 분산하는"중심지"로서 작용한다.
- "자누 시르샤사나"나 앉은 자세에서 전굴하는 대부분의 자세와 관련되어 종종 우리가 듣는 사항은 전굴을 준비할 쯤 좌골이 수동 당김(manual pull)된다는 것이다. 이러한 당김은 골반이 먼저 움직이면서 자세를 취할 때 일어난다(후방경사 자세에서 미골로 앉는 것과 반대로). 담요가 이것을 도울 수 있다. 그러나 이것을 수행할 때, 여러분은 슬괵근이 과도하게 신장되는 것을 주의해야 한다.

이미지, 동작 지시 및 방법:

- 좌골의 수동 당김이 시도하는 것을 달성하기 위해, 여러분은 동적 기기를 하는데 꼭 필요한 고관절 굴곡을 일으킬 수 있다. 자누 시르샤사나 자세에서 여러분 근처의 지면에 손이나 손가락을 배치하고, 한쪽 좌골을 지면 쪽으로 기울이는 동시에 다른 쪽 좌골을 지면으로부터 들어 올린다. 양쪽을 동일하게 수행하는 것은 자세를 만들지 않고 움직임을 통해 고관절 굴곡 쪽으로 여러분을 더 가깝게 가져오는 것이다.
- 흉요근막을 통해 볼기근과 광배근을 연결하는 근막의 연결에 집중하자(**그림 62**). 여러분의 가동범위를 증가시키기 위해 척주기립근을 덮고 있는 흉요근막이 활주됨을 상상해 본다.

■ 이 자세를 더욱 깊게 하기 위해, 양쪽 골반이 2개의 바퀴처럼 앞쪽으로 회전하고, 마치 미끄러운 지면에서 미끄러지듯이 양쪽 좌골이 뒤쪽으로 활주하는 것을 상상해 본다. 골반저 근육을 길어지게 만든다: 특히 미골과 치골 사이의 근육(예, 항문거근).

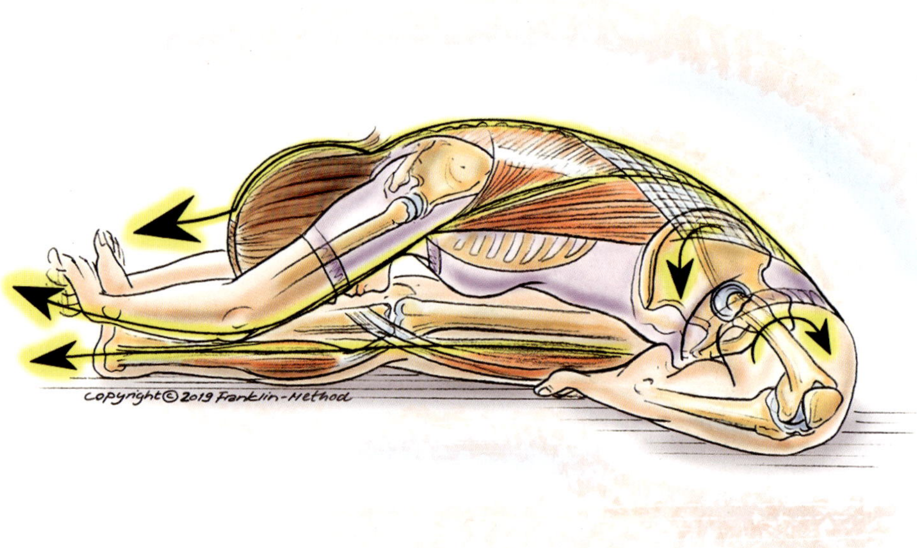

그림 62. 자누 시르샤사나(머리를 무릎에 닿는 자세).

마르자리아사나(Marjaryasana-고양이 자세)와 비틸라사나(Bitilasana-소 자세)

우리의 요가 시스템은 척추 굴곡 자세만 또는 신전 자세만을 취하는 아사나(방법)들이 많지 않다. 전굴과 후굴에서 볼 때, 이러한 2개의 자세를 혼합되어 있다(코브라 자세의 경우: 척추의 신전과 골반의 반대 동작). 고양이 자세와 소 자세는 척추의 가동성을 훈련하고, 내장기를 마사지하고, 호흡을 자유롭게 만드는 좋은 기회이다. 이런 것들이 골반에도 적용되기 때문에, 이러한 움직임은 골반의 3차원 움직임을 간단하게 경험할 수 있는 좋은 방법이다.

골반과 관련된 동작 지시는 무엇이고, 어떤 잘못이 발생할 수 있을까?:

- 대부분의 강사들은 골반의 전방경사(미골을 뒤쪽으로)와 후방경사(미골을 아래쪽으로)를 적절하게 동작 지시를 하지만, 전방경사와 후방경사의 이러한 이미지는 골반의 2차원적 움직임 (골반이 단일체로서 전방 회전과 후방 회전하는)을 보여준다.

이미지, 동작 지시 및 방법:

- 이것은 골반과 척추의 협응에 초점을 맞추는 고전적인 운동이다. 여러분이 고양이 자세를 취할 때, 양쪽 좌골은 서로 가까워지고, 미골 쪽으로 움직인다; 이와 동시에 천골의 바닥은 치골 쪽으로 움직여 골반저 근육을 단축시킬 것이다. 여러분이 소 자세를 취하면, 이 움직임들이 역전되고(**그림 63**), 골반저 근육들이 신장될 것이다. 골반저 근육이 구심성 수축을 할 때 척추 굴곡이 어떻게 만들어지는지를 확인해 본다. 골반저 근육이 원심성 수축을 할 때는 척추가 어떻게 신전되는지를 확인해 본다. 타이트해진 골반저 근육은 척추의 움직임을 방해할 것이다. 이것은 모든 아사나에서 골반저의 개념을 가동성의 측면에서 보는 또다른 이유이다.
- 등 근육과 골반저 근육이 어떻게 상호작용하는지를 확인해 본다. 고양이 자세를 취할 때, 골반저 근육은 단축되는 반면, 등 근육은 늘어난다. 소 자세를 취할 때는 역전 현상이 일어난다: 골반저 근육이 늘어나고, 등 근육이 단축된다.

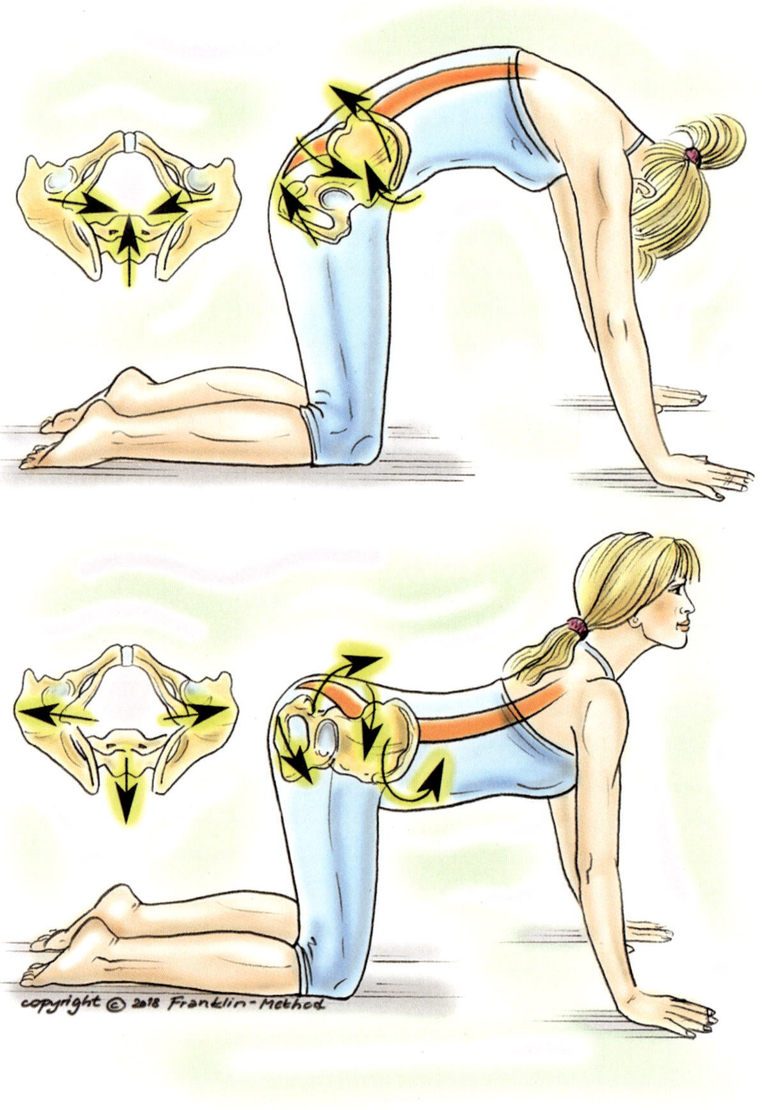

그림 63. 마르자리아사나(고양이 자세)와 비틸라사나(소 자세): (a) 고양이 자세; (b) 소 자세.

파르스바 우르드바 하스타사나(Parsva Urdhva Hastasana) : 선 자세에서 측굴하기

다양한 각도로 이루어지는 측굴은 척추와 골반의 관계에서 건강한 가동범위를 유지하는데 매우 중요한 역할을 한다. 이 자세를 취할 때의 각도와 깊이는 활동 영역을 크게 변화시킬 것이다. 그리고 변화가 중요한 이유는 우리가 일상에서 다양한 방법으로 움직이기 때문이다.

골반과 관련된 동작 지시는 무엇이고, 어떤 잘못이 발생할 수 있을까?:

- 이 자세의 경우, 골반과 관련된 동작 지시가 많다: “양쪽 엉덩이를 수평으로 유지하고 중심에 맞추세요” 또는 “측굴의 반대쪽 고관절을 전방으로 회전하세요.” 측굴을 수행하는 많은 방법에서 골반을 하나의 단일체로 움직일 때, 골반 전체의 움직임과 골반내의 움직임을 구분하는 것이 중요하다.

이미지, 동작 지시 및 방법:

- 동적으로 움직이는 동안 뼈 리듬을 보여주는데 도움을 주기 위해 셀프-터치를 이용해 본다. 양 손을 좌 · 우 골반의 측면에 배치하고, 여러분이 측굴을 할 때 2개의 바퀴가 서로 반대 회전하는 것을 상상해 본다. 측굴의 반대쪽 골반이 뒤쪽으로 회전하고, 측굴 쪽의 골반이 앞쪽으로 회전한다(**그림 64**). 이것이 균등하게 일어난다고 생각하면 할수록, 여러분 척추의 균형이 더욱 좋아질 것이다.
- 몸을 움직일 때, 느낌이 믿음이다. Franklin Method에서 우리가 사용하는 방법은 위의 것과 반대로 수행하고, 그 다음 2개의 느낌을 비교하는 것이다. 측굴의 반대쪽 골반이 앞쪽으로 회전하고, 측굴 쪽의 골반이 뒤쪽 회전하는 것을 상상하면서, 측굴을 시도해 본다. 움직임의 용이성, 가동범위 및 경험의 측면에서 이러한 차이점을 비교해 본다. 이것이 골반의 생체역학을 변화시키기 때문에, 골반을 앞쪽이나 뒤쪽으로 지나치게 이동해서는 안된다.
- 척추의 측굴은 복잡하다; 척추의 움직임은 전두면에서만 일어나지 않는다. 척추의 움직임은 측굴과 회전이 함께 일어나는 짝운동으로 일어날 수 있다. 늑곽이 측굴하는 쪽으로 약간 회전하는 현상을 확인해 본다. 회전을 생각하는 것이 가장 간단한 방법이다. 흉골은 측굴하는 쪽의 바닥 쪽으로 약간 아래 방향으로 돌아갈 것이다. 여러분은 가동범위가 증가함을 확인할 수 있을 것이다. 놀랍게도 “가슴을 여세요” 또는 “가슴을 하늘 쪽으로 돌리세요”와 같은 동작 지시를 수행할 때, 여러분은 더 쉽게 측굴될 수 있음을 알게 될 것이다. 폐와 척추 대신에, 가슴을 부드럽게 이완하는 것을 상상해 본다.

■ 여러분은 오른손을 흉골에 배치하고, 왼손을 왼쪽 고관절에 배치함으로써 이러한 상상을 구체화할 수 있다. 여러분이 오른쪽으로 측굴할 때, 위쪽 손을 아래쪽 방향으로 부드럽게 활주하고, 동시에 왼손을 이용해 왼쪽 골반이 뒤쪽 방향으로 회전하는 것을 돕는다. 당기거나 밀기 보다는 양 손으로 부드럽게 지지해 주어야 한다.

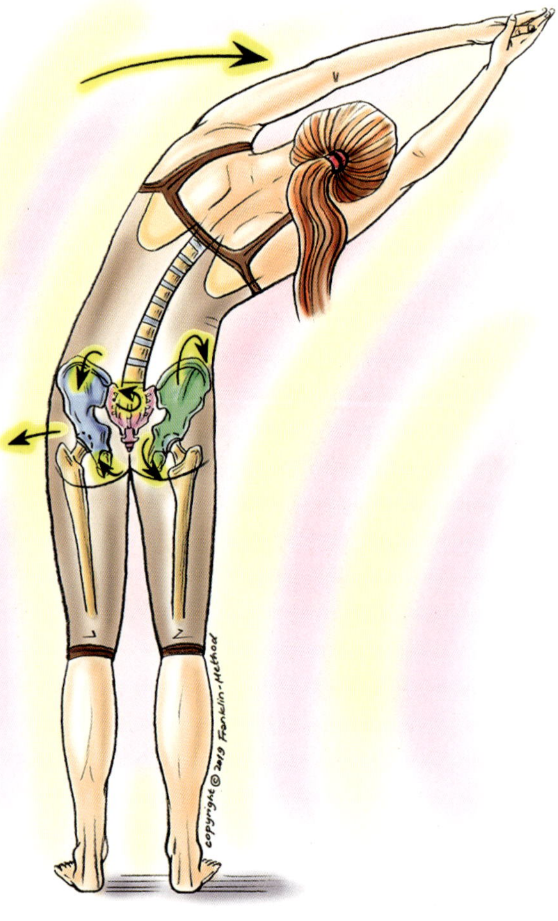

그림 64. 파르스바 우르드바 하스타사나(선 자세에서 측굴하기).

파리브르타 트리코나사나(Parivrtta trikonasana) : 회전삼각 자세

회전삼각 자세는 선 자세의 아사나 중에서 고난이도 자세 중의 하나로서 간주되고, 골반의 움직임을 천장관절에서 허용하면서 척추를 회전시킬 기회를 제공한다. 그리고 이것은 보행 시 일어나는 것과 비슷한 과장된 작용이다. 여러분이 이 자세를 연습하면, 더 자유롭게 보행할 수 있을 것이다.

골반과 관련된 동작 지시는 무엇이고, 어떤 잘못이 발생할 수 있을까?:

- "양쪽 엉덩이가 중앙에 위치하도록 하세요"또는 "뒤에서 앞쪽 고관절을 감싸고, 뒤쪽 고관절을 앞쪽으로 가져오세요"의 동작 지시는 척추가 회전된 사람들의 저항을 완화시킬 목적으로 이루어진다. 척추 회전은 종종 골반을 비틀지 않고 회전된 쪽으로 체중을 이동시킨다. 이 자세에서 이미 취해진 골반의 재위치는 천장관절의 비틀림을 초래한다. 뼈 리듬은 비틀림을 줄이는 방법으로서 움직임의 힘에 반응할 때 일어난다. 이 동작 지시들은 뼈 리듬을 억제한다.

이미지, 동작 지시 및 방법:

- 만약 고관절 자체에서 실제로 일어나고 있는 뒤쪽 감싸기를 우리가 강조한다면, "뒤에서 엉덩이를 감싸세요"는 좋은 동작 지시가 될 수 있다. 여러분이 왼쪽 다리를 앞쪽으로 가져간다면(고관절 굴곡), 이 자세의 초기 전굴 자세로 움직일 때 대퇴골두가 비구 안으로 깊게 들어가는 것을 상상해 본다. 눈을 살짝 감으면서 비구 자체가 전방으로 활주하는 것을 상상해 본다.
- 왼쪽 다리를 앞쪽으로 하고 이 자세를 취해 보자. 여러분이 전굴 자세를 취한 상태에서 왼쪽으로 몸을 돌릴 때, 양쪽 골반들의 반대 회전을 느껴 본다: 왼쪽 골반은 뒤쪽으로 회전하고, 오른쪽 골반은 앞쪽으로 회전한다. 이것이 일어날 때 천골의 뒷부분이 오른쪽으로 회전하는 것을 상상해 본다.
- 양쪽 엉덩이를 중앙에 위치하거나 또는 오른쪽 엉덩이를 안쪽으로 감싸기 하는 시도 보다는, 골반 전체가 약간 가쪽으로 이동하게 됨을 확인한다. 그 이유는 골반이 상체와 평형을 맞추기 때문이다. 상체는 앞쪽 다리를 처리하기 위해 오른쪽 방향으로 약간 이동한다. 이 두 작용들이 균형을 이룬다면, 골반이 거의 중앙에 위치하는 것처럼 보이는데, 이렇게 되는 이유는 양쪽 방향에서 당기는 동적 균형이 이루어지기 때문이다.

- 미골의 끝과 왼쪽 좌골 사이의 공간이 넓어지는 것을 상상해 본다: 이 공간이 넓어졌다는 의미는 천골(오른쪽 골반 쪽)이 뉴테이션을 할 수 있도록 천결인대가 신장되었음을 의미한다.
- 오른쪽 내복사근과 왼쪽 외복사근에 의해 형성된 대각선 슬링을 상상해 본다(**그림 65**). 이 라인들이 몸통, 목 및 왼팔에서 얼마나 길어지는지를 느껴본다.

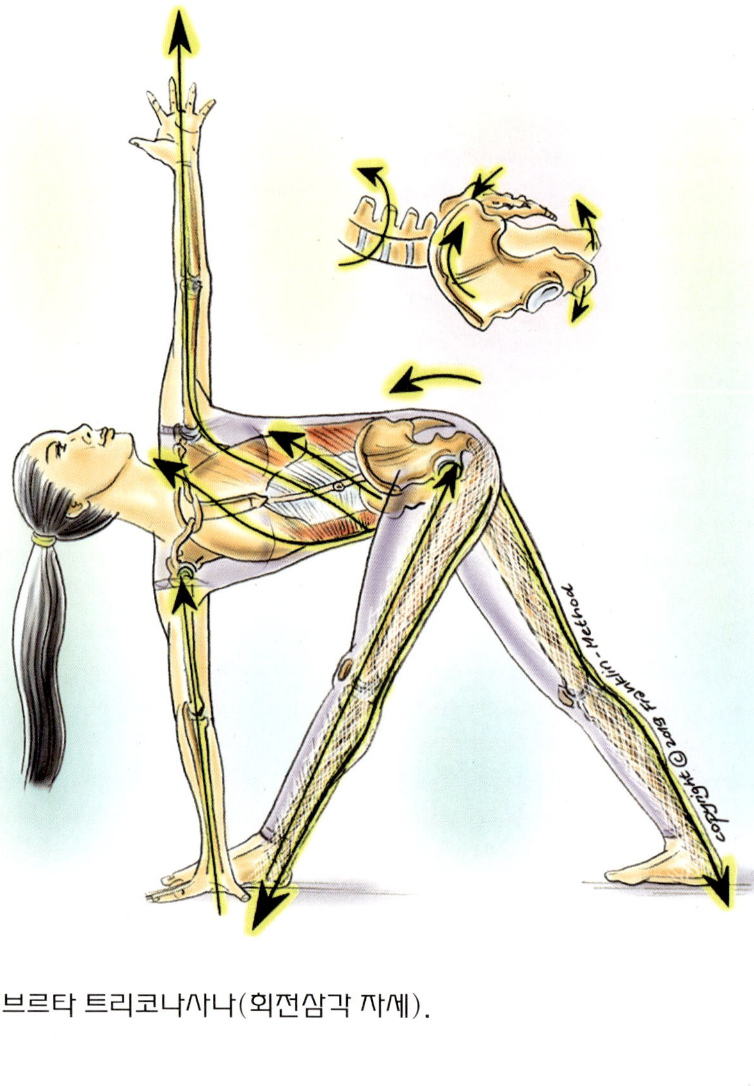

그림 65. 파리브르타 트리코나사나(회전삼각 자세).

마첸드라사나(Matseyendrasana): 물고기신 자세

첫 번째 요가 학생이었던 Matseyendranath의 이름을 따서, 우리는 이 자세를 통해 우리의 지식을 계속 배우고 넓히기를 원하고 있다. 요가에 대해 여러분이 첫 번째로 흥미롭게 생각하는 것은 변화이다; 각 아사나가 갖는 진실은 동일하다.

이 간단하고 강력한 자세에서, 여러분은 비틀림의 모든 장점(장기 마사지, 척추의 가동범위 향상, 근막층의 활주, 양측에서 균등하게 훈련된 천골인대)을 얻을 것이다.

골반과 관련된 동작 지시는 무엇이고, 어떤 잘못이 발생할 수 있을까?:

- 자누 시르샤사나에서처럼, 양쪽 좌골을 지면 위에 균등하게 배치한다(양쪽 고관절이 정면으로 향할 수 없다). 이것을 달성하려는 노력은 골반저와 복부 근육의 긴장을 초래하고, 회전을 방해한다.

이미지, 동작 지시 및 방법:

- 여러분은 미골이 아닌 좌골이 지면에 닿도록 한다. 만약 미골이 지면이 닿을 때는 담요를 밑에 갈아 준다. 오른쪽으로 회전할 때, 오른쪽 골반의 바퀴가 뒤쪽으로 회전한다고 상상해 본다: 천골의 뒷부분이 왼쪽으로 향하기 위해 회전을 한다(**그림 66**). 여러분이 몸통을 얼굴처럼 생각하고, 흉골을 오른쪽으로 바라보는 눈처럼 생각한다면, 천골의 뒷부분은 뒤통수에 해당할 될 것이다. 여러분이 오른쪽으로 눈을 돌린다면, 뒤통수는 왼쪽으로 향하게 될 것이다.

- 골반이 단일체로 회전하기 보다는 좌 · 우 골반이 서로 반대 회전을 한다: 오른쪽 골반은 뒤쪽으로 회전하고, 왼쪽 골반은 앞쪽으로 회전한다.

- 늑골이 큰 가동성을 가지고 있다고 상상한다. 오른쪽 골반에서 왼쪽 늑골로 올라가는 복부의 대각선 슬링에 집중한다. 이때 반대쪽 슬링은 왼쪽 골반에서 오른쪽 늑골로 이어지며, 슬링의 길이가 길어진다. 왼쪽 어깨와 광배근에서 시작하여 오른쪽 골반과 대둔근까지 이어지는 뒤쪽 대각선 슬링이 길어지는 것을 경험해 본다.

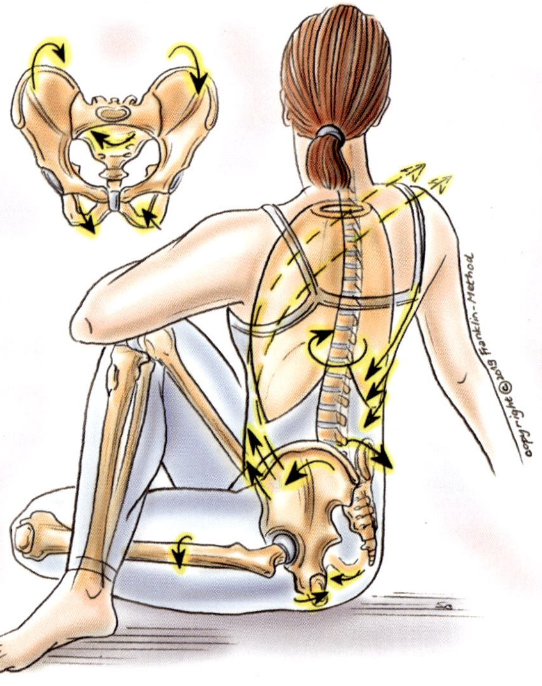

그림 66. 마첸드라사나(물고기신 자세).

결론 Conclusion

어떤 일이 일어나고 있는지에만 집중해야 한다. 여러분이 천골 뉴테이션을 생각하고 있는 순간에는, 여러분은 바로 천골이 된다. 어느 것도 존재하지 않는다.

이것을 위해 여러분은 복잡한 연습을 필요하지 않는다. 여러분의 제단은 어느 곳에서도 존재하고, 제단은 어느 곳이든 여러분과 함께 한다. 좌골을 느낄 수 있는 이러한 단어를 읽을 때, 그리고 그 순간에는 여러분이 좌골이 된다.

여러분의 일부는 좌 · 우 골반이 서로 반대회전하는 것을 볼 수 있다. 여러분의 일부는 그 일부를 초월해서 골반의 반대회전을 조절할 수 있을 것이다. 골반의 움직임을 조절하는 것은 쉬운 일이다. 어떤 것을 하도록 여러분께 말하는 것은 쉬운 일이다. 해야 할 일의 목록을 가지고 여러분께 운동을 제공하는 것도 쉬운 일일 것이다. 여러분은 이미 일상에서 마음의 일부를 이렇게 사용하고 있다. 여러분의 일부는 오늘 무엇을 해야 할지를 정확하게 알고 있다. 여러분의 일상 목록은 여러분의 머리 속에 들어 있다.

심도 깊은 연습은 이것을 초월한다. 행위를 초월하고 실체 안에 머무른다. 골반이 존재한다. 골반을 느낀다. 골반을 단순하게 보지 않고, 조절을 이겨낼 만큼 여러분의 자아를 내려놓는다.

Franklin Method는 해부학을 배우는 방법에만 해당하지 않는다. 우리가 이용하는 해부학은 형상화 도구일 뿐이다. 요가와 비슷하게, 우리의 운동 방법은 우리의 경험을 통해 마음을 훈련시키는 방법이다.

그리고 우리 몸에 대한 움직임 연습과 같이, 이것도 다른 것 만큼 동적이어야 한다.

참고문헌 References

Carrera, Reverend Jaganath. 2006. *Inside the Yoga Sutras*. Buckingham, VA: Integral Yoga Publications. (There are many translations of the yoga sutras, which were originally written by Patanjali [year unknown]. This version does a particularly nice job with sutra 1.7.)

Cope, Stephen. 2006. *The Wisdom of Yoga*. New York: Bantam Dell.

Franklin, Eric. 2003. *Pelvic Power*. Highstown, NJ: Elysian Editions.

Franklin, Eric. 2014. *Dynamic Alignment Through Imagery*. 2nd ed. Champaign, IL: Human Kinetics.

Iyengar, B.K.S. 1966. *Light on Yoga*. New York: Schocken Books.

Keller, Doug. 2008. *Yoga as Therapy*. Volume One. Self-published.

저자 소개

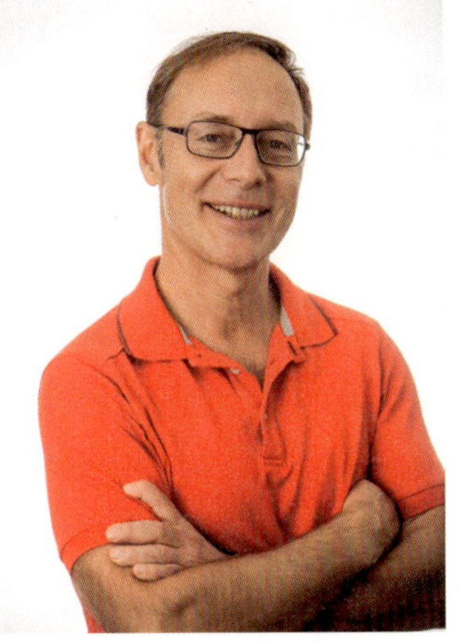

Eric Franklin은 스위스 Wetzikon에 있는 Franklin Method의 창시자이자 운영자이다. 그는 35년 이상 댄서와 안무가로 활동했고, 1986년 이후 그의 교육에 형상화 기법(imagery techniques)을 적용해 왔다.

Franklin은 미국과 유럽(Juilliard School in New York, Royal Ballet School in Lodon, Danish Ballet in Copenhagen, Dance Academy of Rome, 그리고 Institute for Psychomotor Therapy in Zurich)에서 교육 활동을 해 왔다. 그는 University of Vienna에서 객원교수로도 활동했다. 그는 올림픽 운동선수, 월드챔피언급 선수, 그리고 Cirque du Soleil와 Forum de Dance in Monte Carlo와 같은 전문 댄서 공연단들을 훈련시켰다. Franklin은 New York University의 Tisch School of Arts에서 BFA 학위를 받았고, 또 University of Zurich에서 BS 학위를 받았다. 그는 1991년 이후 부터 미국 댄서 페스티벌의 임원으로 활동하고 있다.

Franklin은 1984년 New York City Pubric Library Prize에서 인증한 베스트셀링 "Breakdance"의 공동 저자이고, 100 Ideen fur Beweglichkeit and Dance Imagery for Technique and Performance(이들 두 책은 댄스와 움직임의 형상화에 대한 책이다)의 저자에 속했다. 그는 International Association for Dance Medicine and Science의 회원이다.

Franklin은 스위스 쮜리히 근교에 살고 있다.

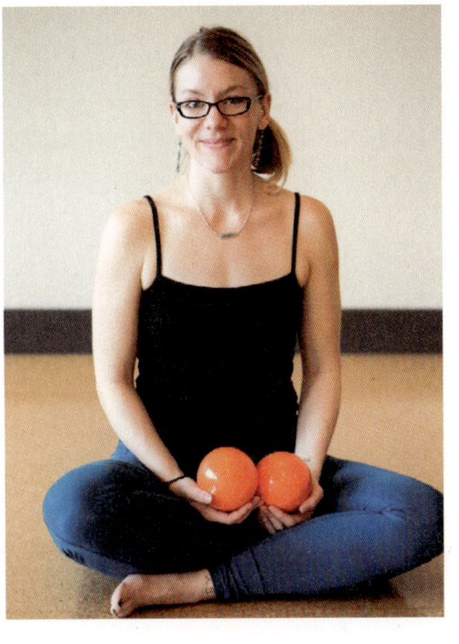

Alison Wesley는 요가강사(E-RYT 500)이며 Franklin Method 강사이다. 2008년, 그녀는 요가와 관련된 자신의 회사를 설립했다. 그녀는 개인 요가 워크숍을 진행하고, 오레곤주 포트랜드에 있는 스튜디오에서 주로 훈련하고 있다.

그녀는 자신의 모든 교육과 직무에 Franklin Method를 포함하고 있다.